Bioestatística
Passo a Passo

Thieme Revinter

Bioestatística Passo a Passo

Segunda Edição

Mendel Suchmacher

Professor de Imunologia Clínica do Instituto Carlos Chagas de Pós-Graduação Médica, RJ
Mestrado em Gerenciamento, Pesquisa e Desenvolvimento na Indústria Farmacêutica pela FIOCRUZ
Membro do American College of Physicians
Especialista em Clínica Médica, Hematologia e Hemoterapia

Mauro Geller

Professor e Titular de Imunologia Clínica do Instituto Carlos Chagas de Pós-Graduação Médica, RJ
Professor e Titular de Imunologia e Microbiologia da Faculdade de Medicina de Teresópolis, RJ
Chefe do Setor de Facomatoses do Departamento de Genética Clínica da UFRJ
Pós-Doutorado em Imunogenética pela Harvard University, EUA
Fellow do American College of Physicians
Fellow da Royal Society of Medicine
Membro da European Society of Gene Therapy
Especialista em Clínica Médica, Imunologia, Alergia e Saúde Pública
Membro das Sociedades Brasileiras de Imunologia, Microbiologia e Genética
Professor Colaborador da New York University School of Medicine, EUA
Diretor Médico do Centro Nacional de Neurofibromatose da Santa Casa de Misericórdia do Rio de Janeiro
Médico *Staff* do Hospital Israelita Albert Einstein, SP

Thieme
Rio de Janeiro • Stuttgart • New York • Delhi

Dados Internacionais de Catalogação na Publicação (CIP)

SU942b

Suchmacher, Mendel
   Bioestatística Passo a Passo/Mendel Suchmacher & Mauro Geller – 2. Ed. – Rio de Janeiro – RJ: Thieme Revinter Publicações, 2019.

   190 p.: il; 16 x 23 cm.
   Inclui Índice Remissivo e Bibliografia.
   ISBN 978-85-5465-170-1

   1. Bioestatística. 2. Estudos clínicos. 3. Conceitos. I. Geller, Mauro. II. Título.

CDD: 570.15195
CDU: 57.087.1

Contato com os autores:
MENDEL SUCHMACHER
suchmacher@terra.com.br

MAURO GELLER
maurogeller@gmail.com

Nota: O conhecimento médico está em constante evolução. À medida que a pesquisa e a experiência clínica ampliam o nosso saber, pode ser necessário alterar os métodos de tratamento e medicação. Os autores e editores deste material consultaram fontes tidas como confiáveis, a fim de fornecer informações completas e de acordo com os padrões aceitos no momento da publicação. No entanto, em vista da possibilidade de erro humano por parte dos autores, dos editores ou da casa editorial que traz à luz este trabalho, ou ainda de alterações no conhecimento médico, nem os autores, nem os editores, nem a casa editorial, nem qualquer outra parte que se tenha envolvido na elaboração deste material garantem que as informações aqui contidas sejam totalmente precisas ou completas; tampouco se responsabilizam por quaisquer erros ou omissões ou pelos resultados obtidos em consequência do uso de tais informações. É aconselhável que os leitores confirmem em outras fontes as informações aqui contidas. Sugere-se, por exemplo, que verifiquem a bula de cada medicamento que pretendam administrar, a fim de certificar-se de que as informações contidas nesta publicação são precisas e de que não houve mudanças na dose recomendada ou nas contraindicações. Esta recomendação é especialmente importante no caso de medicamentos novos ou pouco utilizados. Alguns dos nomes de produtos, patentes e design a que nos referimos neste livro são, na verdade, marcas registradas ou nomes protegidos pela legislação referente à propriedade intelectual, ainda que nem sempre o texto faça menção específica a esse fato. Portanto, a ocorrência de um nome sem a designação de sua propriedade não deve ser interpretada como uma indicação, por parte da editora, de que ele se encontra em domínio público.

© 2019 Thieme
Todos os direitos reservados.
Rua do Matoso, 170, Tijuca
20270-135, Rio de Janeiro – RJ, Brasil
http://www.ThiemeRevinter.com.br

Thieme Medical Publishers
http://www.thieme.com

Capa: Thieme Revinter Publicações Ltda.
Imagem da capa: Projetada por Starlin/Freepik

Impresso no Brasil por Zit Editora e Gráfica Ltda.
5 4 3 2 1
ISBN 978-85-5465-170-1

Todos os direitos reservados. Nenhuma parte desta publicação poderá ser reproduzida ou transmitida por nenhum meio, impresso, eletrônico ou mecânico, incluindo fotocópia, gravação ou qualquer outro tipo de sistema de armazenamento e transmissão de informação, sem prévia autorização por escrito.

Primeiro relato conhecido compatível com o de um estudo coletivo em saúde:

"Porém, Daniel decidiu que ele [além de Hananiah, Mishael e Azariah] *não se impurificaria*[m] *com a comida do rei nem com o vinho que ele bebia. Portanto, ele* [Daniel] *pediu ao chefe dos eunucos* [responsável pelos alimentos] *que não permitisse que ele*[s] *se impurificasse*[m]. *E Deus deu a Daniel favor e compaixão aos olhos do chefe dos eunucos, e o chefe dos eunucos disse a Daniel: "Eu temo, meu senhor, o rei, que designou sua comida e sua bebida, pois* [como irei justificar a ele] *que vocês estão* [consumindo alimento de qualidade inferior aos] *jovens de sua idade? Então vocês arriscariam minha cabeça perante o rei." Então Daniel disse ao atendente incumbido pelo chefe dos eunucos a* [servir] *Daniel, Hananiah, Mishael e Azariah: "Teste seus servos* [Daniel e seus companheiros] *por dez dias. Que nos sejam dados vegetais para comer e água para beber. Então que a nossa aparência e a aparência dos jovens que comeram a comida do rei sejam observadas por você, e lide com os seus servos de acordo com o que você vir." Então ele o ouviu acerca deste assunto e os testou por dez dias. Ao final dos dez dias, foi visto que eles* [Daniel e seus companheiros] *estavam melhor em aparência e mais gordos do que os jovens que comeram a comida do rei. Então o atendente levou sua comida e vinho embora e deu a eles vegetais."*

Livro de Daniel 1:8-16.

AGRADECIMENTOS

À minha mãe, por ter me levado pela mão até o ponto em que podia seguir com meus próprios pés.

À minha esposa Ester e a meu filho Renan, que aceitaram sacrificar nosso tempo juntos de modo que este projeto pudesse se tornar uma realidade.

Aos nossos pacientes.

APRESENTAÇÃO À PRIMEIRA EDIÇÃO

Durante os últimos 20 anos, a Pesquisa Clínica em nosso país tem-se desenvolvido de forma acelerada. O número crescente de ensaios publicados sob a forma de Dissertações e Teses, bem como aqueles patrocinados pela indústria farmacêutica ou por órgãos de fomento à pesquisa, evidencia esta realidade. Não obstante, muitos profissionais de saúde têm esbarrado nas dificuldades relacionadas com o domínio das ferramentas bioestatísticas, tão necessárias para desenvolver, interpretar e avaliar criticamente os estudos científicos desenvolvidos nesta área.

De forma similar aos nossos colegas, temos enfrentado, ao longo destes últimos anos, o desafio de assimilar conceitos matemáticos, por meio de consulta à literatura em Bioestatística, orientação pessoal e leitura de ensaios clínicos. Aos poucos fomos anotando os conceitos assimilados, até que chegamos ao ponto em que notamos ter acumulado um material com corpo suficiente para ser compartilhado com outros colegas de atividade. Decidimos, então, organizá-lo, revisá-lo com o auxílio de um estatístico e publicá-lo.

Longe de pretender esgotar o assunto, o que tencionamos é tão somente disponibilizar uma literatura didática, para que todos os profissionais da área de saúde que necessitem assimilar conceitos em Bioestatística possam fazê-lo a partir de uma fonte escrita por outros profissionais com a mesma formação que a deles. Para que possam melhor interpretar as fontes bibliográficas necessárias aos seus trabalhos, comunicar-se melhor com o bioestatístico a lhes dar suporte e a realizar e apresentar sua pesquisa da forma mais correta possível. Esperamos ter alcançado nosso objetivo, e que esta modesta contribuição possa lhes ser útil.

APRESENTAÇÃO À SEGUNDA EDIÇÃO

À medida em que os anos foram passando desde a primeira publicação de *Bioestatística Passo a Passo*, não pudemos deixar de notar que a demanda por conhecimento em Bioestatística cresceu ainda mais. Decidimos, portanto, revisar e expandir o conteúdo da primeira edição. Esperamos ter atingido nosso objetivo e que a edição atual de *Bioestatística Passo a Passo* encontre a mesma receptividade da primeira.

PREFÁCIO

Como Orientadora em Pós-Graduação Médica, Pesquisadora e Coordenadora de atividades letivas na Instituição onde atuo, testemunho em meu cotidiano as dificuldades que meus alunos e pós-graduandos enfrentam quando necessitam lidar com aspectos de estatística na área de Saúde. Muito embora esteja cada vez mais presente na literatura básica e clínica, o capítulo de Bioestatística não tem, de fato, recebido uma atenção em pedagogia médica proporcional à sua demanda.

Acreditamos que a obra do Dr. Mendel Suchmacher e do Dr. Mauro Geller continua, por meio de sua segunda edição, a trazer significativa contribuição a todos aqueles que necessitam dominar o tema de Bioestatística de forma célere, mas consolidada. O fato de estes autores serem profissionais de Saúde, tanto quanto seus leitores, lhes proporciona uma intuição que os torna capazes de redigir de forma compatível com a necessidade destes últimos. Nutrimos, portanto, a expectativa de que *Bioestatística Passo a Passo, 2ª Edição* possa bem servir a todos que necessitem obter maior proficiência neste tema tão desafiador.

Prof[a]. Marcia Gonçalves Ribeiro
Especialista em Genética Médica pelo Conselho Federal de Medicina,
Associação Médica Brasileira e Sociedade Brasileira de Genética Médica
Chefia do Serviço de Genética Médica do Instituto de Puericultura e Pediatria
Martagão Gesteira, da Universidade Federal do Rio de Janeiro
Mestrado em Medicina, área de concentração em Pediatria
Doutorado em Ciências Biológicas – Genética
Pós-Doutorado pelo Programa de Pós-Graduação em Clínica Médica da
Faculdade de Medicina da Universidade Federal do Rio de Janeiro

SUMÁRIO

Parte I – A Hipótese do Investigador

Capítulo 1 A Hipótese do Investigador e como Expressar o Resultado Correspondente 3

Parte II – Saúde Coletiva

Capítulo 2 Medidas de Frequência de Doença 7
Capítulo 3 Indicadores em Saúde 15
Capítulo 4 Estudos Epidemiológicos 23
Capítulo 5 Farmacoeconomia 27

Parte III – Estudos Observacionais

Capítulo 6 Conceitos Básicos em Estudos Observacionais 45
Capítulo 7 Determinação da Força de Associação entre um Fator de Exposição e um Evento em Estudos Observacionais 49
Capítulo 8 Aumentando a Acuracidade em Estudos Observacionais 59

Parte IV – Bioestatística de Estudos Intervencionistas: os Estudos Clínicos

Capítulo 9 Estudos Intervencionistas 67
Capítulo 10 Estimativa de *n* e Avaliação de *n* de um Estudo Publicado 71
Capítulo 11 Organização de Variáveis e Variáveis de Eficácia 81
Capítulo 12 Medidas para a Expressão de Resultados de Estudo Clínico 83
Capítulo 13 Determinação da Normalidade e da Não Normalidade de Distribuição de Dados 93
Capítulo 14 Testes de Hipótese 99
Capítulo 15 Correlacionando Dados de uma Amostra à População Geral – Intervalo de Confiança de 95% 109
Resumindo os Passos 117

Parte V – Conceitos Adicionais em Bioestatística

Capítulo 16 Índices de Risco e Benefício Coletivos e Individuais Inferíveis a Partir de Estudos Intervencionistas 121
Capítulo 17 Avaliação Estatística de Testes Diagnósticos para a Clínica 133
Capítulo 18 Revisões Sistemáticas e Metanálises 139
Capítulo 19 Correlação e Regressão 147
Capítulo 20 Análise Per-Protocolo e Análise de Intenção de Tratar 157

Bibliografia 159

Apêndice Visão Geral dos Tipos de Estudo para Investigação em Saúde Humana 161

Glossário 163

Índice Remissivo 169

Bioestatística
Passo a Passo

Thieme Revinter

Parte I A Hipótese do Investigador

O objetivo desta Parte é detalhar o início do processo de pesquisa científica, isto é, a elaboração dos primeiros questionamentos que o investigador faz a si mesmo.

A HIPÓTESE DO INVESTIGADOR E COMO EXPRESSAR O RESULTADO CORRESPONDENTE

CAPÍTULO 1

Toda investigação científica se inicia com um investigador que: (1) observa um fenômeno, (2) faz uma pergunta a si mesmo acerca de um aspecto deste fenômeno, (3) formula uma hipótese com base nesta pergunta, seja para explicar o fenômeno ou para estabelecer algum tipo de correlação, (4) testa sua hipótese sob condições controladas e (5) expressa sua conclusão.

Apesar de o método detalhado acima dever ser aplicado a todo projeto científico concebido em qualquer campo, algumas diferenças no modo de interpretar os resultados dos estudos e aplicar os princípios aprendidos prevalecem entre as várias disciplinas. No caso das Ciências Médicas o objeto de estudo não se comporta de maneira determinística, tal como nas Ciências Exatas. Não poderíamos, por exemplo, inserir dados biológicos de um paciente em uma fórmula matemática para predizer com 100% de certeza se ele ou ela responderá a uma certa medicação e se esta será segura. Portanto, é necessário utilizar ferramentas que serão úteis, pelo menos, para determinar a probabilidade de eficácia e segurança acerca de um medicamento, vacina, exame ou procedimento médico.

Em Bioestatísica, a impressão clínica é substituída pela matemática probabilística, mais objetiva, em que observações contabilizadas em uma população são analisadas por meio de modelos estatísticos adequados à hipótese do investigador, bem como ao desenho e tipo de estudo.

Não obstante, diferentemente do ambiente prático onde costumamos afirmar que um diagnóstico é provável ou que uma determinada terapia tende a funcionar, no âmbito probabilístico devemos assumir que qualquer correlação é um achado casual (H_0 – hipótese de nulidade). Tal casualidade deve ser afastada até que um valor probabilístico mínimo (geralmente 5%) seja alcançado, de forma a ser aceito que o que quer que tenha sido concluído não é resultado do acaso (H_1 – hipótese alternativa). Por exemplo, concluímos que há uma associação entre propranolol e diminuição da pressão arterial sanguínea, expressando o achado desta forma: há uma probabilidade de 95% de que a associação não é casual (H_1) e de 5% de que ela é casual (H_0). Uma H_1 de 95% geralmente é aceita como suficiente para afastar H_0 (em outras palavras, rejeitá-la). De um ponto de vista clínico, isto seria suficiente para tomar o achado de que propranolol diminui a pressão arterial sanguínea como um fato científico.

Tudo isto significa que não há uma certeza 100% absoluta em Bioestatística e em Medicina Baseada em Evidência, tão-somente uma probabilidade de 5% de que se está errado (consequentemente, 95% de que se está certo). Em outras palavras, o objetivo da maioria da pesquisa clínica é tentar rejeitar H_0 e expressar suas conclusões correspondentemente.

Para detalhar este tipo de abordagem de forma mais aprofundada, considere uma tabela onde são cruzados os achados de seu estudo com a verdade absoluta (Quadro 1-1).

Quadro 1-1. Quatro Possíveis Situações Derivadas do Cruzamento do Achado do Investigador com a Verdade Absoluta

		Verdade absoluta	
		+	-
Seu achado	+	Situação A	Situação B
	-	Situação C	Situação D

- *Situação A:* o seu achado positivo coincide com a verdade absoluta, isto é, seu achado NÃO é casual. Por exemplo, você conclui que um fármaco da classe dos bisfosfonatos elevou a densidade mineral óssea quando fármacos desta classe, EFETIVAMENTE, elevam a densidade mineral óssea.
- *Situação B:* o seu achado positivo NÃO coincide com a verdade absoluta, ou seja, seu achado é meramente casual. Este é um erro tipo I (a tolerância para este tipo de erro é, convencionalmente, 5%). Por exemplo, você conclui que um fármaco da classe dos anti-histamínicos elevou a densidade mineral óssea quando fármacos desta classe NÃO têm efeito de elevação da densidade mineral óssea.
- *Situação C:* o seu achado negativo NÃO coincide com a verdade absoluta, isto é, seu achado é meramente casual. Este é um erro tipo II (a tolerância para este tipo de erro é, convencionalmente, 20%). Por exemplo, você conclui que um fármaco da classe dos bisfosfonatos NÃO elevou a densidade mineral óssea quando fármacos desta classe, EFETIVAMENTE, elevam a densidade mineral óssea.
- *Situação D:* seu achado negativo coincide com a verdade absoluta, ou seja, seu achado NÃO é casual. Por exemplo, você conclui que um fármaco da classe dos anti-histamínicos NÃO elevou a densidade mineral óssea quando fármacos desta classe NÃO têm efeito de elevação da densidade mineral óssea.

Normalmente, a situação A é aquela buscada em pesquisa clínica, isto é, desejamos demonstrar que uma medicação ou vacina funcionam, não o contrário. Portanto, podemos expressar uma conclusão declarando que p (**p**robabilidade de erro tipo I), inferida em um estudo é inferior, igual ou superior a α (nível de significância estatística que corresponde ao limiar de tolerabilidade mais elevado para o erro tipo I – geralmente 0,05), como preestabelecido pelo investigador. Portanto, p (ou p_α) $< \alpha$ nos autorizaria a rejeitar H_0 e a aceitar H_1. Um exemplo da proposição acima pode ser expresso da seguinte forma:

"Os investigadores concluíram que a terapia com a associação trimetoprim-sulfametoxazol foi eficaz no controle da infecção pulmonar por *Pneumocystis jiroveci* na amostra de carreadores do HIV estudada ($p < 0,05$)."

Interpretação: há uma probabilidade inferior a 5% de que a conclusão acima represente um erro, ou seja, de que a associação entre controle da infecção pulmonar por *Pneumocystis jiroveci* na amostra de carreadores de HIV estudada e terapia com a associação trimetoprim-sulfametoxazol tenha representado mera coincidência.

Portanto, torna-se evidente que o objetivo da pesquisa clínica é, na maior parte, determinar se $p < \alpha$. Há diversas ferramentas matemáticas disponíveis para estabelecer esta correlação, que serão selecionadas pelo bioestatístico e o investigador como as mais adequadas para o desenho de estudo planejado. Selecioná-las é um processo que envolve diversos passos e elementos a serem detalhados nos capítulos seguintes.

Parte II Saúde Coletiva

O objetivo desta Parte é detalhar conceitos básicos em matemática relacionada com a Saúde Coletiva.

MEDIDAS DE FREQUÊNCIA DE DOENÇA

CAPÍTULO 2

1. PREÂMBULO
Usar múltiplos de 10, como 100, 1.000, 10.000 etc., como denominadores para medidas de frequência de doença (prevalência e incidência), é um procedimento geralmente recomendado. Esta normatização permite: (1) comparações diretas entre populações diferentes e (2) ajustes realizados de acordo com a raridade de uma condição em particular (por exemplo, usar um denominador de 1.000.000 para uma doença rara). De forma alternativa, medidas de frequência de doença podem ser expressas com unidades de pessoa-tempo como denominador em vez de tamanho populacional, por exemplo: 0,05 casos/pessoa-ano.

2. CONTAGEM SIMPLES
A contagem simples expressa a soma simples de casos relativos a uma condição em determinada população. Por exemplo: na população A (P_A) houve 39 casos de mieloma múltiplo em uma população de 934 pacientes portadores de gamopatia monoclonal de significado indeterminado (MGUS), enquanto na população B (P_B) houve 54 casos de mieloma múltiplo em uma população de 8.344 pacientes com MGUS. Uma limitação óbvia da contagem simples é a de que a mesma não permite comparações diretas entre diferentes populações em razão do fato de que contagens simples realizadas em contextos diferentes podem ter significados diferentes. No exemplo acima, muito embora 54 casos pareçam representar maior carga de casos de mieloma múltiplo do que 39 casos, estes últimos ocorreram em uma população de 934 indivíduos e os primeiros em uma população de 8.344 indivíduos.

3. PREVALÊNCIA
A prevalência expressa o número de pessoas em uma população que apresenta uma condição específica – tanto de casos novos quanto preexistentes – em um determinado ponto ou período de tempo. Esta medida de frequência de doença pode ser considerada como uma ferramenta adequada para o estudo de condições crônicas, pelo fato de que a mesma considera casos preexistentes. Há dois tipos de prevalência: (1) prevalência pontual e (2) prevalência por período.

3.1. Prevalência Pontual
A prevalência pontual corresponde à taxa de casos de uma determinada condição em uma população em um ponto específico do tempo. É determinada por meio da fórmula:

$$PP = \frac{C_{et}}{N_{et}} \quad \text{2-1}$$

PP = prevalência pontual
C_{et} = número de casos da doença em um ponto específico do tempo
N_{et} = número de indivíduos na população em um ponto específico do tempo

Aplicando o exemplo do item 2: em P_A, 39 de 934 pacientes com MGUS têm mieloma múltiplo. Portanto:

$$PP_A = \frac{39}{934} = 0{,}041$$

Em P_B, 54 de 8.344 indivíduos com MGUS têm mieloma múltiplo. Portanto:

$$PP_B = \frac{54}{8.344} = 0{,}006$$

Podemos inferir que P_A tem uma prevalência pontual de mieloma múltiplo superior a P_B. Outra forma de expressar os resultados acima é:

PP_A = **41:1.000 pacientes com MGUS**
PP_B = **6:1.000 pacientes com MGUS**

Alguns autores utilizam os termos prevalência pontual, prevalência e taxa de morbidade, intercambiavelmente.

3.2. Prevalência por Período

Prevalência por período corresponde à taxa de casos de determinada condição em uma população, dentro de um intervalo de tempo. É determinada por meio da fórmula:

$$PP_e = \frac{C_t}{N_m} \quad \text{2-2}$$

PP_e = prevalência por período
C_t = número de casos da doença dentro do intervalo de tempo
N_m = número de indivíduos na população no ponto médio do intervalo de tempo

Pressupondo que a determinação da prevalência por período envolve um intervalo de tempo, devemos assumir que a primeira deva envolver populações dinâmicas. Portanto, N_m pode ser estimado por meio da determinação da média entre o número de indivíduos no início do intervalo de tempo e o número de indivíduos no seu término. Por exemplo: 39 casos de mieloma múltiplo em pacientes com MGUS foram registrados durante um período de um ano, de uma população-alvo que contava 962 indivíduos no início do estudo e 1.002 indivíduos no seu término [N_m = (962 + 1.002)/2 = 982]. Portanto:

$$PP_e = \frac{39}{982} = \mathbf{0{,}039} \text{ (ou } \mathbf{39{:}1.000)}$$

A principal vantagem da prevalência por período sobre a prevalência pontual é a de que a primeira proporciona um quadro mais abrangente por implicar um intervalo de tempo. Portanto, inferências feitas a partir de comparações entre duas prevalências por períodos diferentes podem ser mais confiáveis do que entre duas prevalências pontuais diferentes. Não obstante, comparações entre duas prevalências por períodos diferentes podem ser realizadas somente se os intervalos de tempo respectivos forem idênticos e não se sobrepuserem. Escolher a melhor medida de frequência de doença variará de acordo com o objetivo do estudo e de recursos disponíveis.

4. INCIDÊNCIA

A incidência expressa a taxa de casos incidentes (isto é, casos novos) de uma condição em uma população de risco, dentro de um intervalo de tempo. Para determinar a incidência, deve-se assumir que: (1) indivíduos sob risco não apresentavam a doença estudada no início do intervalo de tempo considerado, (2) cada indivíduo é observado pelo menos duas vezes ao longo do intervalo de tempo considerado para a ocorrência de um incidente e (3) terá sido a primeira vez que a condição atingiu o indivíduo dentro do intervalo de tempo considerado. A incidência é uma ferramenta para estudar epidemias e surtos, assumindo que ela envolve a contagem de casos incidentes. Sua principal limitação é a de que ela dificilmente leva em consideração alguns aspectos temporais da população estudada, tais como: (1) o tempo exato em que um indivíduo específico entrou para a população de estudo, (2) por quanto tempo exatamente ele ou ela permaneceu ali e (3) quando exatamente a doença aconteceu (se é que aconteceu).

A incidência pode ser expressa de duas formas:

4.1. Incidência Cumulativa

A incidência cumulativa expressa o risco de contrair uma doença em determinada população dentro de um intervalo de tempo. É determinada por meio da fórmula:

$$In_c = \frac{CI}{N_0} \qquad \text{2-3}$$

In_c = incidência cumulativa
CI = casos incidentes
N_0 = número de indivíduos saudáveis no início do intervalo de tempo

Vamos aplicar o exemplo apresentado no item 2, assumindo um intervalo de tempo de 1 ano para P_A:

$$In_{c(t_0,t)} = \frac{39}{934} = 0,04$$

A incidência cumulativa para P_A é 0,04 em 1 ano. Outra forma de expressá-la é a de que cada paciente, individualmente, apresentou um risco de 4% de representar um novo caso de mieloma múltiplo, durante o intervalo de tempo de 1 ano.

A incidência cumulativa assume que uma população fixa está sob estudo, porém, em situações do mundo real este dificilmente é o caso. Na maioria das vezes, estudos de incidência cumulativa envolvem populações dinâmicas, significando a existência de um Δ_t (intervalo de tempo no qual um indivíduo em particular permaneceu no estudo). Com base em dados atuariais, assume-se que, se *dropouts* acontecerem, eles deverão ocorrer à metade do tempo de *follow-up*. Portanto, uma segunda fórmula de incidência cumulativa pode ser aplicada:

$$In_c = \frac{CI}{N_0 - (\frac{W}{2})} \quad \text{2-4}$$

In_c = incidência cumulativa
CI = casos incidentes
N_0 = número de indivíduos saudáveis no início do intervalo de tempo
W = *dropouts*

Aplicando-se o exemplo acima (assumindo que 80 pacientes deverão sair):

$$In_c = \frac{39}{934 - (\frac{80}{2})} = 0{,}043$$

Alguns autores usam os termos incidência cumulativa e proporção de incidência intercambiavelmente, em virtude do fato de que o numerador (CI) representa uma proporção do denominador.

4.2. Taxa de Incidência

A taxa de incidência expressa a taxa de ocorrência de uma doença em determinada população. Esta medida de frequência de doença assume que uma população dinâmica está em estudo, isto é, novos indivíduos podem ser acrescentados à mesma ou indivíduos participantes podem deixar o estudo (mais frequentemente, a última situação). Portanto, uma espécie de denominador diferente de N_0, que leva aspectos temporais em consideração, deve ser aplicado: pessoa-tempo. Portanto, a taxa de incidência é determinada por meio da fórmula:

$$TI = \frac{CI}{PT} \quad \text{2-5}$$

TI = taxa de incidência
CI = casos incidentes
PT = pessoa-tempo (dias, meses, anos)

Geralmente, cada indivíduo na população é observado até que um dos seguintes eventos ocorra:

- **Início da doença:** a pessoa pode ser considerada um caso incidental, portanto, útil para determinar a taxa de incidência. Não obstante, assumindo que a primeira tenha, eventualmente, interrompido sua participação durante o estudo, então ele ou ela pode ser apenas parcialmente contado no que concerne ao tempo. Por exemplo: se a pessoa

participou no estudo durante 2 anos completos e o início da doença ocorreu no 8º mês do ano 3, então ele ou ela será contado como 2,8 pessoas-ano apenas.
- *Término do estudo:* a pessoa completou o intervalo de tempo relativo ao estudo, portanto, ele ou ela pode ser plenamente contado como pessoa-ano. Por exemplo: se o estudo durou 5 anos, aquela pessoa pode ser contada como 5 pessoas-ano.
- *Óbito:* se a pessoa morreu em decorrência da doença do estudo, então ele ou ela pode ser contado(a) como caso incidental.
- Dropout/*perdido no* follow-up: apesar de que, obviamente, não será possível contar a pessoa como caso incidental, ela pode, não obstante, ser incluída no denominador da Fórmula 2-5. Via de regra, a pessoa pode ser contada como 0,5 ano, relativamente ao ano de ocorrência de *dropout*/perdido no *follow-up*. Portanto, se a pessoa participou do estudo ao longo de 2 anos completos e sofreu *dropout*/foi perdida para o *follow-up* durante o ano 3, então ela pode ser contada como 2,5 pessoas-ano.

Por exemplo: 703 homens em sua sexta década de vida foram acompanhados anualmente durante 5 anos para se determinar a taxa de casos de hiperplasia prostática benigna (HPB) (Fig. 2-1). Após o primeiro ano, nenhum indivíduo apresentava HPB. Ao final do segundo ano, 12 indivíduos apresentavam a doença. Ao final do terceiro ano, 4 indivíduos e, ao final do quarto ano, 12 indivíduos.

Observe que, uma vez tendo ocorrido o caso incidental, então o paciente respectivo parou de representar a população estudada (homens na sua sexta década de vida), sendo excluído do estudo exatamente no tempo de ocorrência do caso incidental. Calculando, então: (1) CI = 0 + 12 + 4 + 12 = 28 e (2) PT = 703 indivíduos × 4 anos = 2.812 pessoas-ano.

Portanto:

$$TI = \frac{28}{2.812} = 0,009 \text{ casos/pessoa-ano}$$

Outra forma de expressar o resultado acima é 9 casos por 1.000 pessoas-ano.

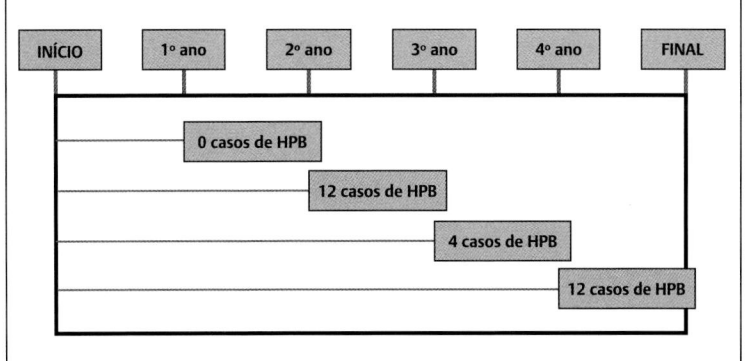

Fig. 2-1. Diagrama representando o padrão evolutivo da população de homens na sua sexta década de vida. Ao final do estudo restaram 675 sujeitos que não representaram casos de HPB.

Alguns autores usam os termos taxa de incidência e taxa de mortalidade, intercambiavelmente. Diferenças entre incidência cumulativa e taxa de incidência estão detalhadas no Quadro 2-1.

5. RELAÇÃO ENTRE PREVALÊNCIA E INCIDÊNCIA

De acordo com as circunstâncias, tanto prevalência quanto incidência podem ser utilizadas para estudar o mesmo fenômeno epidemiológico. De fato, diferenças entre ambas podem, às vezes, ser sutis, como se elas representassem dois lados da mesma moeda. Não obstante, pode-se assumir que, apesar de que se espera que influência mútua ocorra, a prevalência, como a mais "estática" das duas, seja influenciada mais do que influencia. Portanto, podemos comentar acerca de três diferentes fatores que influenciam a prevalência:

- *Incidência:* casos incidentais eventualmente se tornarão prevalentes, portanto, adequados como numeradores para as Fórmulas 2-1 e 2-2. De maneira similar, espera-se que a prevalência varie direta e positivamente com a incidência, ou seja, se a incidência se elevar ou decrescer, espera-se que a prevalência a siga de acordo.
- *Duração da doença:* cura ou óbito termina a participação de um indivíduo na contagem de prevalência. Não obstante, o padrão de duração de sua condição prévia pode influenciar a prevalência de duas formas:
  - Condições de curta duração: condições de curta duração tendem a proporcionar prevalências inferiores. Por exemplo: câncer pancreático estádio IV, que evolui rapidamente para óbito. De forma similar, condições com uma incidência elevada, porém, de curta duração (por exemplo, resfriado comum), tendem a apresentar uma influência menos acentuada sobre a prevalência.
  - Condições crônicas ou de longa duração: condições crônicas ou de longa duração tendem a gerar prevalências mais elevadas. Por exemplo: micose ungueal, que evolui lentamente para cura após instituído o tratamento. De forma similar, condições com uma duração mais longa, porém, com incidência baixa (por exemplo, fibrose cística), tendem a apresentar uma influência mais forte sobre a prevalência.

Quadro 2-1. Algumas Diferenças entre Incidência Cumulativa e Taxa de Incidência

Incidência cumulativa	Taxa de incidência
Populações dinâmicas podem comprometer a acuracidade do estudo	Populações dinâmicas não comprometem a acuracidade do estudo em razão da flexibilidade metodológica proporcionada pelo parâmetro pessoa-tempo
Aceita bem populações fixas	Aceita bem populações fixas (apesar de não ter sido elaborada para este tipo de medida de frequência de doença)
Adequada para estudos de curta duração	Adequada para estudos de longa duração
O risco de doença é presumido como estável ao longo do estudo	O parâmetro pessoa-tempo pode ser enviesado em decorrência de graus variáveis de risco de doença prevalente ao longo do estudo*

*Por exemplo: 10 pacientes acompanhados ao longo de um ano para casos incidentais de infarto agudo do miocárdio equivaleriam a uma pessoa acompanhada para o mesmo tipo de caso incidental ao longo de 10 anos – quando é amplamente sabido que o risco associado a este tipo de doença pode variar no decorrer de uma década.

- *Movimentos migratórios:* indivíduos podem migrar da localização geográfica onde a doença prevalece ou em direção à mesma, portanto, cancelando ou iniciando sua participação na contagem de prevalência, respectivamente. Dependendo do seu *status* – caso ou população –, eles podem ser contados como numeradores ou denominadores das Fórmulas 2-1 e 2-2, respectivamente, portanto, influenciando a prevalência.

Escolher entre incidência e prevalência para medir frequência de doença pode, por vezes, ser um problema de factibilidade ou conveniência. Incidência lida com novos casos de doença e, em algumas situações, é difícil determinar exatamente quando uma determinada condição se iniciou, especialmente uma condição crônica. Por exemplo: glaucoma começa como uma doença assintomática, frequentemente diagnosticada durante uma consulta oftalmológica de rotina. Se um investigador desejasse medir a incidência de glaucoma, seria necessário determinar quando, exatamente, um caso em particular começou e isto seria clinicamente impossível. Um programa de triagem de pressão intraocular seria uma opção, mas uma iniciativa complicada. Medir a prevalência – simplesmente contar os casos de glaucoma a despeito de se eles são novos ou não – poderia ser um surrogado para incidência, neste caso.

INDICADORES EM SAÚDE

Indicadores em saúde são medidas de sumarização cujo propósito é detalhar aspectos epidemiológicos específicos em saúde humana, bem como o desempenho de sistemas de saúde.

1. PREÂMBULO

Na maior parte das vezes, estudos com indicadores em saúde envolvem populações dinâmicas. Baseando-se em dados atuariais, assume-se que, se as mortes correspondentes e *dropouts* devem acontecer, eles acontecem na metade do período de acompanhamento. Similarmente às medidas de frequência de doença (*Capítulo 2*), geralmente é recomendado: (1) utilizar múltiplos de 10 como 100, 1.000, 10.000 etc. como denominadores em fórmulas de indicadores em saúde e (2) usar anos como unidade de tempo. Esta normatização permite: (1) comparações diretas entre diferentes populações, (2) contextualização de acordo com o tamanho da área sob estudo (por exemplo, 100.000 para uma cidade ou país, 1.000 para um surto) e (3) ajustes segundo a sobrevida ou mortalidade em decorrência de uma condição rara (por exemplo, utilizando um denominador de 1.000.000 para uma doença rara). Alternativamente, taxas de mortalidade podem ser expressas com unidades pessoa-tempo como denominador em vez de tamanho populacional, por exemplo, 544 mortes/100.000 pessoas-ano.

2. SOBREVIDA

A sobrevida expressa a probabilidade de um indivíduo NÃO morrer em decorrência de uma doença, dentro de um intervalo de tempo [(t_0, t)]. Este indicador em saúde é, na verdade, uma extensão da incidência cumulativa (*Capítulo 2*), assumindo que ele mede a probabilidade de um indivíduo que pertence a uma população em sobreviver à determinada doença. Sobrevida é determinada por meio da fórmula.

$$S_{(t_0,t)} = 1 - IC_{(t_0,t)} \qquad \text{3-1}$$

$S(t_0, t)$ = sobrevida dentro do intervalo de tempo
$IC(t_0, t)$ = incidência cumulativa dentro do intervalo de tempo

Por exemplo: a incidência cumulativa para infecção respiratória em fumantes do sexo masculino com mais de 65 anos diagnosticados durante uma internação de 7 dias na UTI do Hospital XYZ é 0,043. Aplicando a Fórmula 3-1:

$$S_{(t_0,t)} = 1 - 0{,}043 = \mathbf{0{,}957}$$

O resultado acima significa que a probabilidade de um fumante do sexo masculino com mais de 65 anos de idade internado na UTI do Hospital XYZ em sobreviver a uma infecção respiratória durante uma internação de 7 dias é de 95,7%.

3. MORTALIDADE

No âmbito de saúde coletiva, mortalidade é um termo que carece de uma definição precisa. É utilizada para descrever a ocorrência de morte em populações humanas. Indicadores de mortalidade, por sua vez, geralmente são calculados de acordo com os seguintes parâmetros básicos: (1) um numerador que expressa o número de mortes, (2) um denominador que expressa o tamanho da população estudada, e (3) um intervalo de tempo implícito [(t_0, t)]. Em populações dinâmicas, a interpretação de indicadores de mortalidade pode ser influenciada pelo número de nascimentos, novos imigrantes ou por indivíduos que saíram da população considerada. Observe os seguintes dados epidemiológicos da Cidade ABC como exemplo:

- *Indicador de mortalidade (janeiro de 1972):* 544 mortes/100.000 pessoas-ano.
- *Indicador de mortalidade (janeiro de 1973):* 544 mortes/100.000 pessoas-ano.
- *Taxa de crescimento populacional (janeiro de 1972 a janeiro de 1973):* 10%.

Assumindo que a população da Cidade ABC aumentou durante este intervalo de tempo, pode-se assumir que o indicador de mortalidade desta cidade tenha, efetivamente, diminuído em vez de ter-se estabilizado, apesar de os indicadores de mortalidade de 1972 e de 1973 serem os mesmos.

3.1. Taxa de Mortalidade Bruta

A taxa de mortalidade bruta é a forma mais simples de indicador de mortalidade. Ela expressa o número simples de mortes ao longo de um intervalo de tempo em uma população em particular, como medida no meio deste intervalo de tempo. É determinada por meio da fórmula:

$$\text{TMB}_{(t_0, t)} = \frac{M_x}{Pm} \qquad \boxed{3\text{-}2}$$

$\text{TMB}_{(t_0, t)}$ = taxa de mortalidade bruta
M_x = número de mortes ao longo do intervalo de tempo
Pm = população medida no meio do intervalo de tempo

Por exemplo: 384 mortes ocorridas na Cidade ABC de janeiro a agosto de 2002, em uma população medida no meio deste intervalo de tempo como 61.000 pessoas. Aplicando a fórmula:

$$\text{TMB}_{(t_0, t)} = \frac{384}{61.000} = 0,006$$

Em termos simples, o resultado acima significa que uma pessoa, individualmente, na Cidade ABC teve uma chance de 6:1.000 (ou 0,6%) de morrer no período correspondendo de janeiro a agosto de 2002. Não obstante, esta informação somente pode ser aplicada a uma circunstância específica, isto é, população geral da Cidade ABC no período de janeiro a agosto de 2002. Não seria útil para o propósito de comparação com diferentes contextos. De toda forma, a taxa de mortalidade bruta pode ser padronizada para permitir comparações por meio do coeficiente de mortalidade geral. Ele é determinado por meio da fórmula:

$$\mathrm{CMG}_{(t_0,t)} = \frac{M_x}{Pm} \times 1.000^* \div \frac{x^{**}}{12}$$

3-3

$\mathrm{CMG}_{(t_0,t)}$ = coeficiente de mortalidade geral
M_x = número de mortes ao longo do intervalo de tempo
Pm = população medida no meio do intervalo de tempo
*Múltiplos de 10 (neste exemplo, 1.000).
**x = período de tempo. A escolha relativa à unidade de tempo deve ser contextualizada, por exemplo: *ano* para uma cidade ou país ou *mês* para um surto (para a fórmula acima, a unidade de tempo escolhida é *ano* e foi adaptada de acordo, isto é, como frações mensais)

Os resultados podem ser expressos, por exemplo, como número de mortes por 1.000 pessoas-ano. Utilizando o caso acima como exemplo.

$$\mathrm{CMG}_{(t_0,t)} = \frac{884}{61.000} \times 1.000 \div \frac{8}{12} = 21{,}7$$

3.2. Taxa de Mortalidade Específica

A taxa de mortalidade específica expressa a taxa de mortalidade relativamente a um tipo populacional ou evento específicos. É determinada por meio da fórmula:

$$\mathrm{TME}_{(t_0,t)} = \frac{M_x}{PE_e}$$

3-4

$\mathrm{TME}_{(t_0,t)}$ = taxa de mortalidade específica
M_x = número de mortes ao longo do intervalo de tempo
PE_e = tipo de população ou evento específico

Exemplos de taxas de mortalidade específicas são:

- *Taxa de mortalidade materna:* 82 mortes maternas/10.000 partos.
- *Taxa de mortalidade abaixo de 5 anos:* 12 mortes/1.000 nascidos vivos.
- *Taxa de mortalidade por atendimento em pronto-socorro:* 28 mortes/1.000 atendimentos em pronto-socorro.

Coeficientes de mortalidade específica também podem ser determinados, da mesma forma que o coeficiente de mortalidade geral (*item 3.1*).

3.3. Proporção de Mortalidade

A proporção de mortalidade expressa a proporção de mortes em uma população e é determinada por meio da fórmula:

$$\mathrm{PM}_{(t_0,t)} = \frac{M_x}{N'}$$

3-5

$\mathrm{PM}_{(t_0,t)}$ = proporção de mortalidade
M_x = número de mortes ao longo do intervalo de tempo
N' = número de indivíduos no início do intervalo de tempo estudado

Por exemplo: ocorreram 384 mortes na Cidade ABC de janeiro a agosto de 2002 e sua população em 1º de janeiro era de 61.000 pessoas. Aplicando a fórmula:

$$PM_{(t_0,t)} = \frac{384}{61.000} = \mathbf{0{,}006} \text{ (ou 0,6\%)}$$

3.4. Taxa de Letalidade

A taxa de letalidade expressa a taxa de mortes relacionada com uma condição específica entre indivíduos que a apresentam. Geralmente é anotada como porcentagem e determinada por meio da fórmula:

$$TL_{(t_0,t)} = \frac{M_x}{NC} \quad\quad 3\text{-}6$$

$TL_{(t0,t)}$ = taxa de letalidade
M_x = número de mortes ao longo do intervalo de tempo
NC = número de indivíduos com a condição

Por exemplo: taxa de letalidade relacionada com meningococcemia em crianças em idade pré-escolar em um Estado da Região Norte: 0,023 (ou 2,3%).

3.5. Indicadores de Mortalidade de Acordo com a Causa da Morte

Indicadores de mortalidade de acordo com a causa da morte descrevem a epidemiologia da morte associada a uma causa ou a um grupo de causa específico. Dois tipos de indicadores de mortalidade de acordo com a causa da morte serão detalhados aqui.

3.5.1. Proporção de Mortalidade em Decorrência de Causa de Morte

Proporção de mortalidade em decorrência de causa de morte expressa o número de mortes ocorridas em razão de uma causa específica em relação ao número total de mortes ocasionadas por todas as causas que ocorrem em determinada área geográfica. É determinada por meio da fórmula:

$$PMCM = \frac{NM_{e(t_0,t)}}{NM_{tc(t_0,t)}} \quad\quad 3\text{-}7$$

$PMCM$ = proporção de mortalidade em decorrência de causa de morte
$NM_{e(t_0,t)}$ = número de mortes em decorrência de uma causa específica
$NM_{tc(t_0,t)}$ = número de mortes em decorrência de todas as causas

Por exemplo: 51 mortes causadas por AVC hemorrágico ocorreram de um total de 892 mortes provocadas por todas as causas na Cidade ABC. Aplicando a fórmula:

$$PMCM = \frac{51}{892} = \mathbf{0{,}057} \text{ (ou 5,7\%)}$$

3.5.2. Taxa de Mortalidade em Decorrência de Causa de Morte

A taxa de mortalidade em decorrência da causa da morte oferece uma estimativa do risco de morte na população em geral pertencente a uma área geográfica. É determinada por meio da fórmula:

$$TMCM = \frac{NM_{e(t_0,t)} \times 100.000^*}{Pm}$$

3-8

TMCM = taxa de mortalidade em decorrência de causa de morte
$NM_{e(t_0,t)}$ = número de mortes em decorrência de uma causa específica
Pm: população medida no meio do intervalo de tempo
*Um múltiplo de 10 (neste exemplo, 100.000)

Por exemplo: 51 mortes causadas por AVC hemorrágico ocorreram em uma população de 650.000 pessoas em um ano na Cidade ABC. Aplicando a fórmula:

$$TMCM = \frac{51 \times 100.000}{650.000} = 7,84 \text{ (ou 7,84 mortes em decorrência de AVC hemorrágico por 100.000 pessoas)}$$

4. INDICADORES DE VIDA

4.1. Expectativa de Vida

Expectativa de vida corresponde à quantidade em anos que se espera que alguém viva. É utilizada para medir a habilidade de uma sociedade em prolongar a vida humana. Há três categorias de desfecho geralmente utilizadas em um estudo de acompanhamento de sobrevida: morto, vivo ou interrompido (perdido para o acompanhamento, tratamento alterado, *dropout* etc.). Não obstante, vivo ou interrompido são considerados como o mesmo no que concerne ao propósito da análise final. A expectativa de vida pode ser expressa por meio da assim chamada tabela de vida, cuja análise requer três pré-condições: (1) nenhuma variação sazonal em relação ao risco de mortalidade, (2) saídas do estudo são independentes do risco de mortalidade e (3) o risco de mortalidade permanece constante dentro dos intervalos do estudo (anuais, em geral).

A expectativa de vida pode ser descrita de acordo com os parâmetros a seguir.

4.1.1. Sobrevida Simples

Sobrevida simples é o parâmetro mais elementar no que concerne à expectativa de vida e o menos acurado. Pode, por sua vez, ser expresso através de três diferentes indicadores: (1) média de sobrevida (total de anos vividos/número de pacientes), (2) mediana de sobrevida e (3) taxa de sobrevida geral. Tomando a tabela de vida do Quadro 3-1, podemos exemplificar:

- Média de sobrevida: total de anos vividos (45,4 anos)/número de pacientes (18) = **2,5 anos**.
- Mediana de sobrevida = **2,1 anos**.
- Taxa de sobrevida geral: 9 pacientes sobreviventes dentre 18 pacientes = **50%**.

Quadro 3-1. Tabela de Vida Construída com Base em Dados de Sobrevida de um Tipo de Câncer de Pulmão e que Abrange 6 Anos. Observe que os Pacientes são também Recrutados ao Longo deste Intervalo e não somente a Partir de seu Início, como Seria o Caso de um Estudo Analítico (Estudos Observacionais ou Intervencionistas)

Paciente	2002	2003	2004	2005	2006	2007	Desfecho	Anos*
1							vivo	3,9
2							vivo	5,6
3							interrompido	2,3
4							morte	4,2
5							vivo	5,2
6							morte	3,2
7							morte	1,9
8							morte	3,9
9							vivo	3,3
10							interrompido	1,8
11							vivo	2,9
12							morte	1,0
13							interrompido	1,2
14							morte	1,6
15							vivo	0,8
16							vivo	1,2
17							vivo	0,8
18							vivo	0,6
PESSOAS-ANO								45,4

*Anos de vida, medidos ao longo da duração do estudo.

4.1.2. Taxa de Sobrevida Pessoa-Ano e Taxa de Morte Pessoa-Ano

A taxa de sobrevida pessoa-ano é determinada por meio da fórmula:

$$TSPA = 1 - TMPA \qquad 3\text{-}9$$

TSPA: taxa de sobrevida pessoa-ano
TMPA: taxa de morte pessoa-ano

Tomando o Quadro 3-1 como exemplo:

$$TSPA = 1 - 0{,}132 = 0{,}868$$

A taxa de morte pessoa-ano, por sua vez, é determinada por meio da fórmula:

$$\text{TMPA} = \frac{\text{número de anos acompanhados}}{\text{pessoas-ano}}$$

3-10

TMPA: taxa de morte pessoa-ano

Tomando o Quadro 3-1 como exemplo:

$$\text{TMPA} = \frac{6}{45,4} = \mathbf{0{,}132}$$

4.2. Anos de Vida em Potencial Perdidos

Anos de vida em potencial perdidos (AVPP) estima o tempo de vida, de acordo com os anos de vida que poderiam, potencialmente, ter sido vividos em uma população, não tivesse a morte ocorrido antes da idade correspondente à expectativa de vida (aqui arbitrada em 75 anos). Este indicador corresponde à soma simples dos anos de vida perdidos de indivíduos em uma população (Quadro 3-2). AVPP complementa o parâmetro de expectativa de vida, assumindo que o primeiro expressa o número de anos "roubados" do tempo de vida dos indivíduos da população considerada.

Quadro 3-2. Anos de Vida Perdidos em uma População de 10 Indivíduos

Indivíduos	Idade da morte	Expectativa de vida	Anos de vida perdidos
1	22	75	(75 - 22) = 53
2	63		12
3	74		1
4	65		10
5	12		63
6	34		41
7	65		19
8	51		24
9	45		30
10	75		0
AVPP	-	-	253

É também possível calcular AVPP por morte. Este indicador expressa o número de anos, em média, que cada indivíduo da população estudada poderia ter vivido, sendo determinado através da fórmula:

$$\text{AVPP por morte} = \text{expectativa de vida} - \text{idade média à morte}$$

Tomando o Quadro 3-2 como exemplo:

$$\text{AVPP} = 75 - 50{,}6 = \mathbf{24{,}4\ anos}$$

AVPP deverá ser diretamente proporcional à expectativa de vida (isto é, quão maior for a expectativa de vida, mais elevado deverá ser o número de anos de vida "roubados").

5. INDICADORES DE MORBIDADE
Incidência e prevalência são medidas de morbidade, mas detalhadas em outro local neste livro.

ESTUDOS EPIDEMIOLÓGICOS

Os estudos epidemiológicos objetivam estabelecer a frequência de uma condição em uma determinada população. Neste tipo de estudo, estabelecer correlações de causa e efeito confiáveis encontra-se além das possibilidades do investigador, assumindo que uma correlação precisa entre exposição ambiental ou não ambiental e o fenômeno observado não pode ser estabelecida. Por esta razão, estudos epidemiológicos permanecem, em sua maior parte, limitados a medir frequências. Possíveis correlações de causa e efeito deverão ser determinadas por meio de estudos analíticos.

Estudos epidemiológicos podem ser classificados em três tipos.

1. ESTUDOS ECOLÓGICOS

Estudos ecológicos são levantamentos de bases de dados populacionais que objetivam elucidar possíveis correlações entre um fator ambiental e uma condição observada em determinada área geográfica definida. Por exemplo: pesquisadores concluem que, durante os últimos três anos, os alunos da escola A, localizada em um município de baixa renda, têm apresentado uma frequência mais elevada de infecção viral de vias aéreas superiores, comparativamente a alunos da escola B, localizada em um município de classe média e cuja frequência é considerada usual. Os objetivos dos estudos ecológicos podem ser classificados da seguinte forma:

- *Objetivo geral:* avaliar o modo como os elementos sociais e ambientais afetam a saúde coletiva, por meio da combinação de diferentes bases de dados de grandes populações.
- *Objetivos específicos:* (1) gerar hipóteses etiológicas de natureza ambiental acerca de uma condição específica e (2) medir a eficácia de intervenções em uma população (por exemplo, vacinação).

1.1. Tipos de Variáveis

As variáveis estudadas em estudos ecológicos podem ser classificadas da seguinte forma:

- *Medidas agregadas:* medidas agregadas sumarizam características da população estudada, sob uma base comum. Por exemplo: proporção de mulheres com doença do ovário policístico, incidência de parasitismo intestinal, proporção de alcoólicos graves etc.
- *Medidas ambientais:* medidas ambientais detalham aspectos específicos do ambiente onde a população estudada está inserida. Por exemplo: concentração bacteriana na água em uma escola pública, taxas de radioatividade em um serviço de radioterapia, taxas de contaminação química em edifícios residenciais etc.
- *Medidas globais:* por exemplo, densidade demográfica e população total.

1.2. Métodos
De acordo com o desenho de estudo, estudos ecológicos podem ser realizados por meio dos seguintes métodos.

1.2.1. Métodos de Mensuração de Exposição
Métodos de mensuração de exposição são orientados a explorar aspectos específicos da exposição propriamente dita. Podem ser subclassificados em (1) métodos analíticos (a exposição investigada é metodologicamente medida; por exemplo, imunofenotipagem de uma cepa viral de um surto de gripe) e (2) método exploratório (a exposição é descoberta casualmente, isto é, ao longo do processo de investigação).

1.2.2. Métodos de Agrupamento
Métodos de agrupamento são orientados à expansão da base de conhecimento acerca da exposição sob os aspectos de dimensões temporal e espacial. Os tipos de estudo por meio dos quais estes métodos são adotados podem ser classificados em:

- *Estudos temporais:* o objetivo de estudos temporais é identificar padrões temporais potencialmente associados a um fator epidemiológico de significado ambiental, por meio do agrupamento de dados temporais oriundos de populações diferentes ou de uma única população. Por exemplo: poderiam duas epidemias de catapora, ocorridas com dois meses de intervalo uma da outra no mesmo Estado, estar relacionadas?
- *Estudos de grupos múltiplos:* o objetivo de estudos de grupos múltiplos é identificar padrões espaciais potencialmente associados a um fator epidemiológico de significado ambiental, pelo agrupamento de dados espaciais de diferentes populações ou de uma única população. Por exemplo: poderiam duas epidemias de catapora, ocorridas em dois municípios diferentes a 100 km de distância um do outro, estar relacionadas?
- *Estudos mistos:* estudos mistos combinam características e objetivos dos subtipos anteriores.

Estudos ecológicos também podem ser utilizados para medir a eficácia das intervenções populacionais. Suas vantagens são: (1) baixo custo, (2) velocidade de realização e (3) detecção de diferenças sutis entre as regiões em razão de sua ampla cobertura geográfica. Suas limitações são: (1) impossibilidade de controle de confundidores, (2) variação da qualidade da informação em decorrência da diversidade das fontes, (3) doenças de longa latência e (4) fatores ambientais heterogêneos e distribuição de doença entre populações diferentes. Por conta destas limitações, o efeito ambiental sobre a doença não pode ser estimado. Não obstante, será ainda possível realizar estudos de regressão (*Capítulo 19*).

2. ESTUDOS TRANSVERSAIS
Em estudos transversais, a frequência de determinada condição em uma população evoluindo naturalmente sob um fator de exposição suspeitado é analisada como uma foto, através de um corte transversal (Fig. 4-1).

Vantagens de estudos transversais são: (a) adequabilidade para estudos sobre a frequência de condições de longa duração de início indeterminado em uma população maior, e (b) em princípio pode ser iniciada a qualquer tempo. Limitações de estudos transversais são: (1) não é possível saber com precisão o tempo de início da condição investigada em um indivíduo em particular da população-alvo, portanto, o viés é inevitável (por esta

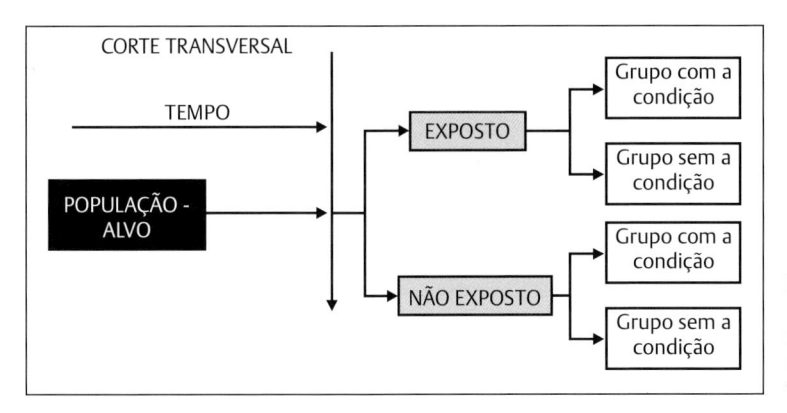

Fig. 4-1. Representação esquemática de um tipo de estudo transversal.

razão, estudos transversais não possibilitam a quantificação de riscos e chances, como os estudos observacionais), (2) os fatores de exposição considerados geralmente são características permanentes, como gênero sexual ou etnicidade e (3) viés seletivo de sobrevida (somente indivíduos com a condição que sobreviveram serão estudados). Estudos transversais geralmente são realizados por meio de questionários.

Modelos híbridos de estudo podem ser realizados:

- *Estudo de prevalência de coorte:* estudos de prevalência de coorte são úteis quando determinada condição não é ou não pode ser associada a determinado fator de exposição no início de um estudo de coorte, porém, não obstante, torna-se associada ao mesmo mais tarde, durante a progressão do estudo. Neste ponto, uma análise transversal pode ser aplicada para se resgatar os dados já coletados. Por exemplo: em um estudo de coorte investigadores objetivam estabelecer o risco de câncer de bexiga com tabagismo, porém, em determinado ponto, um fator de exposição inesperado é identificado.
- *Estudo de prevalência seletivo:* estudos de prevalência seletivos podem ser utilizados quando houver uma coorte a ser acompanhada e indivíduos específicos desta coorte forem selecionados para sofrerem corte transversal. Por exemplo: mulheres com arritmia supraventricular são selecionadas de uma coorte original de mulheres com diabetes gestacional para sofrerem corte transversal ao final do estudo.
- *Estudo de acompanhamento seccional:* estudos de acompanhamento seccional podem ser utilizados quando os investigadores de um estudo transversal terminado desejarem acompanhar os indivíduos que não tiverem contraído a condição do estudo, mas que, porém, ainda permanecem expostos. Por exemplo: pacientes de transplante de medula óssea que não contraíram doença enxerto-*versus*-hospedeiro ao final de estudo transversal, porém, são acompanhados após seu término para estimar a incidência da condição.
- *Estudo de painel repetido:* estudos de painel repetido são úteis na avaliação dos efeitos de um fator de exposição sobre uma população dinâmica. Assumindo que alterar a composição de uma população dinâmica requer tempo, o corte transversal deverá ser realizado de forma repetitiva em intervalos preestabelecidos no assim chamado painel, ou seja, a amostra da população dinâmica estudada naquele intervalo em particular. Este tipo de estudo híbrido é adequado para investigar os efeitos de fatores de exposição de amplo alcance, como vacinação ou poluentes ambientais.

3. ESTUDOS LONGITUDINAIS
Em estudos longitudinais, uma coorte é acompanhada por vários anos, por vezes décadas, para estabelecer as frequências de condições específicas e sua correlação com fatores ambientais ou outros fatores biológicos. Comparações podem ser realizadas entre mesmos indivíduos ou entre indivíduos diferentes, se possível. Um exemplo clássico é o Framingham Heart Study, que começou em 1948 com 5.209 sujeitos e está, atualmente, em sua terceira geração de participantes. O conhecimento acerca de importantes fatores ambientais, correntemente associados a risco cardiovascular como estilo de vida (tabagismo, dieta, exercício) e uso de aspirina, é derivado deste estudo.

FARMACOECONOMIA

CAPÍTULO 5

Farmacoeconomia é uma disciplina cujo objetivo principal é otimizar o desfecho de uma intervenção em saúde em relação ao investimento correspondente. Ela permite a avaliação objetiva dos seguintes parâmetros, de forma geral: (1) o custo de uma intervenção terapêutica, (2) desfechos em segurança e eficácia, (3) preferências do paciente e qualidade de vida oferecida, (4) repercussões laborais e econômicas indiretas atribuídas à intervenção e (5) retorno financeiro proporcionado pelo investimento em saúde, tanto para o paciente quanto para a sociedade. Por conta do aspecto humano envolvido neste tema, a interpretação dos dados farmacoeconômicos deve ser preferencialmente realizada em base subjetiva, não objetiva.

1. CUSTOS E BENEFÍCIOS

Custos e benefícios podem ser classificados da seguinte forma:

1.1. Pessoais

- *Custos:* (1) diretos (medicamentos, consultas médicas, laboratório, procedimentos em geral), (2) indiretos [transporte, suporte geral (idosos, deficientes físicos)] e (3) imponderáveis (sofrimento humano associado à condição).
- *Benefícios:* (1) diretos (saúde e bem-estar do paciente), (2) indiretos (ganho de produtividade em decorrência de intervenção) e (3) imponderáveis (alívio do sofrimento humano em virtude de intervenção).

1.2. Institucionais

No que concerne aos custos institucionais diretos em saúde, os seguintes recursos contábeis podem ser utilizados para sua estimativa:

- *Custo diário:* expressa o custo diário médio por paciente internado, sendo o mais acurado de todos os recursos contábeis institucionais.
- *Custo diário condição-específica:* expressa o custo diário médio por paciente internado com uma condição patológica específica.
- *Custo diário de grupo relacionado com o diagnóstico:* expressa o custo diário médio agrupado segundo uma condição patológica específica.
- *Microcusto:* expressa o custo de cada item individual utilizado no paciente (por exemplo, agulhas hipodérmicas, cateteres de oxigênio, comprimidos etc.).
- *Razão custo: reembolso*: expressa a relação entre o que foi gasto pela instituição e o que foi reembolsado (sempre se espera que seja < 1).

2. *TIMING* CUSTO ORIENTADO
Considerações de *timing* orientadas para minimização do custo podem ser avaliadas por meio da padronização de custos e do desconto.

2.1. Padronização de Custos
O objetivo da padronização de custos é estimar custos para o ano corrente, baseando-se nos custos praticados ao longo dos anos anteriores. Métodos exequíveis são: (1) determinar a quantidade de unidades (exames, seringas, cateterismos etc.) utilizada no ano anterior e multiplicá-la pelo custo por unidade prevalente no ano corrente e (2) multiplicar o custo total do ano anterior pela inflação do ano corrente.

2.2. Desconto
Desconto refere-se ao custo poupado relativo ao manejo de uma condição atribuível a uma intervenção, em base anual. É determinado por meio da fórmula:

$$\text{desconto} = \text{custo não descontado} - \text{descontado} \quad \boxed{5\text{-}1}$$

custo não descontado: custo futuro anual hipotético SEM a intervenção
custo descontado: custo futuro anual hipotético COM a intervenção

O custo não descontado pode ser estimado de acordo com o custo anual corrente. O custo descontado, por sua vez, é determinado por meio da fórmula:

$$\text{custo descontado} = \frac{\text{custo corrente anual}}{(1+r)^t} \quad \boxed{5\text{-}2}$$

r: taxa de desconto anual estimada (geralmente 5% ou 0,05)
t: quantidade de anos futuros

r representa o valor poupado atribuível à intervenção. t, por sua vez, não representaria apenas a quantidade de anos futuros, pelos seguintes motivos: (1) ela traz taxas de juros anuais implícitas, como se o valor poupado atribuível à intervenção tivesse sido investido em outra atividade (por exemplo, no mercado financeiro) ao invés do manejo da condição e (2) ela aumenta com o passar dos anos porque espera-se que os valores poupados tendam a aumentar com os anos de manejo da intervenção. Por exemplo: desejamos determinar o desconto atribuível a uma dada intervenção para o período 2018-2021. Seu custo anual corrente é de R$ 5.000,00. Tanto o custo não descontado como o custo descontado deverão então ser calculados:

custo não descontado: (2018 − R$ 5.000,00) + (2019 − R$ 5.000,00) + (2020 − R$ 5.000,00) + (2021 − R$ 5.000,00) = **R$ 20.000,00**

O custo descontado é então calculado para cada ano:
- 2018:

$$\frac{R\$\ 5.000}{(1+0,0)^1} = R\$\ 5.000,00$$

- 2019:

$$\frac{R\$\ 5.000}{(1+0,05)^1} = R\$\ 4.700,00$$

- 2020:

$$\frac{R\$\ 5.000}{(1+0,05)^2} = R\$\ 4.500,00$$

- 2021:

$$\frac{R\$\ 5.000}{(1+0,05)^3} = R\$\ 4.300,00$$

custo descontado: R$ 5.000,00 + R$ 4.700,00 + R$ 4.500,00 + R$ 4.300,00 = **R$ 18.500,00**

Aplicando a fórmula de desconto:

R$ 20.000,00 − R$ 18.500,00 = **R$ 1.500,00**

O resultado acima significa que adotar a intervenção poderia representar uma economia de R$ 1.500,00 no manejo da condição.

3. ANÁLISE DE MINIMIZAÇÃO DE CUSTOS

A análise de minimização de custos permite a simples comparação entre os custos de intervenções similares e que proporcionam desfechos de eficácia e segurança equivalentes. Uma vez tendo o investigador assumido que os benefícios proporcionados por tais intervenções serão equivalentes, ele ou ela deverá preferir a intervenção de custo inferior.

4. ANÁLISES DE CUSTO-EFICÁCIA

As análises de custo-eficácia medem o custo de um benefício atingido por uma unidade natural escolhida (por exemplo, custo por um mmHg a menos em pressão arterial diastólica, custo por melhora sintomática por paciente). São os tipos de recurso farmacoeconômico mais comumente encontrados na literatura, assumindo que eles são bem compreensíveis para profissionais e gerentes da área de saúde. Análises de custo-eficácia podem ser realizadas por meio dos seguintes recursos.

4.1. Análise de Custo-Consequência
A análise de custo-consequência corresponde à simples apresentação de um benefício obtido em troca de um dado custo. Por exemplo: R$ 109,00 por um opioide usado ao longo de um mês em troca de nove dias sem dor.

4.2. Razão Custo-Eficácia
A razão custo-eficácia expressa o benefício proporcionado por uma intervenção, relativamente a seu custo. Pode ser detalhada de três formas:

4.2.1. Razão Custo-Eficácia Simples
A razão custo-eficácia simples expressa a relação entre parâmetros de análise de custo-consequência. Por exemplo: R$ 109,00/9 dias sem dor = **R$ 12,10 por dia sem dor**.

4.2.2. Razão Custo-Eficácia por Unidade Percentual de Sucesso
A razão custo-eficácia por unidade percentual de sucesso expressa o possível incremento em termos de custo, em razão de determinada intervenção. Exemplos:

- **Intervenção A:** (1) custo total de R$ 55.500,00 para tratar 100 pacientes (R$ 550,00 por paciente individual, assumindo uma taxa de sucesso hipotética de 100%) e (2) taxa de sucesso real de 90% → R$ 5.500,00 foram "desperdiçados" em 10 pacientes. Perguntamos: quanto este "desperdício" teria influenciado o custo, considerando a taxa de sucesso real?

$$\frac{\text{RCE por unidade}}{\text{percentual de sucesso}} = \frac{\text{custo individual da intervenção A}}{\text{taxa de sucesso real da intervenção A}^*} \qquad \boxed{5\text{-}3}$$

RCE: razão custo-eficácia
*expressa em decimais

$$\text{RCE por unidade percentual de sucesso} = \frac{R\$\ 550{,}00}{0{,}90} = \mathbf{R\$\ 610{,}00}$$

O resultado acima significa que cada paciente individual tratado de forma bem-sucedida com a intervenção A implicaria um incremento de custo de R$ 60,00 (R$ 610,00 - R$ 550,00).

- **Intervenção B:** (1) custo total de R$ 40.000,00 para tratar 100 pacientes (R$ 440,00 por paciente individual, assumindo uma taxa de sucesso hipotética de 100%) e (2) taxa de sucesso real de 60% → R$ 16.000,00 foram "desperdiçados" em 40 pacientes. Perguntamos: quanto este "desperdício" teria influenciado o custo, considerando a taxa de sucesso real?

$$\frac{\text{RCE por unidade}}{\text{percentual de sucesso}} = \frac{\text{custo individual da intervenção B}}{\text{taxa de sucesso real da intervenção B}^*} \qquad \boxed{5\text{-}4}$$

RCE: razão custo-eficácia
*expressa em decimais

$$\text{RCE por unidade percentual de sucesso} = \frac{R\$\ 400{,}00}{0{,}60} = \mathbf{R\$\ 660{,}00}$$

Conclusão: cada paciente individual tratado de forma bem-sucedida com a intervenção B implicaria um incremento de custo de R$ 260,00 (R$ 660,00 - R$ 400,00).

4.2.3. Razão Custo-Eficácia por Percentual de Sucesso Adicional
A razão custo-eficácia por percentual de sucesso adicional expressa o custo total adicional de uma intervenção, relativamente ao número adicional de pacientes beneficiados por aquela intervenção. É determinada por meio da fórmula.

> 5-5

$$\text{RCE por percentual de sucesso adicional} =$$
$$\frac{(\text{custo individual da intervenção A}) - (\text{custo individual da intervenção B})}{(\text{taxa de sucesso real da intervenção A}^*) - (\text{taxa de sucesso real da intervenção B}^*)}$$

RCE: razão custo-eficácia
*expressa em decimais

Utilizando como exemplo os casos da intervenção A e da intervenção B do item precedente:

$$\text{RCE por percentual de sucesso adicional} = \frac{R\$\ 550{,}00 - R\$\ 400{,}00}{0{,}90 - 0{,}60} = \mathbf{R\$\ 500{,}00}$$

Assumindo que a intervenção A beneficiou 90 pacientes enquanto que a intervenção B beneficiou 60 pacientes, pode-se assumir que a primeira beneficiou 30 pacientes adicionais relativamente à última. Assim, se a intervenção A custou R$ 550,00 para os 30 pacientes adicionais que beneficiou em base individual, portanto R$ 550,00 × 30 pacientes = R$ 16.500,00. Ao final, a intervenção A custou R$ 16.500,00 a mais do que a intervenção B para beneficiar 30 pacientes adicionais.

4.3. Razão de Incremento Custo-Eficácia
A razão de incremento custo-eficácia expressa a relação entre custo e eficácia de duas modalidades interventoras. Pode ser expressa em dois âmbitos.

4.3.1. Como Simples Diferença entre Duas Variáveis
A razão de incremento custo-eficácia como simples diferença entre duas variáveis é utilizada quando tanto custo como benefício estão alinhados, ou seja, ambos são vantajosos ou desvantajosos. Um exemplo é detalhado no Quadro 5-1.
A intervenção B representa um menor custo ao mesmo tempo em que provê dois dias adicionais sem dor epigástrica → a intervenção dominante. Por outro lado, a intervenção A representa um maior custo ao mesmo tempo em que provê menos dias sem dor epigástrica → a intervenção dominada.

Quadro 5-1. Custos e Benefícios Proporcionados pela Intervenção A vs. Intervenção B

	Intervenção A	Intervenção B
Custo	R$ 250,00	R$ 210,00
Dias sem dor epigástrica	5 dias	7 dias

4.3.2. Pela Aplicação da Razão de Incremento Custo-Eficácia em Si

A razão de incremento custo-eficácia é utilizada quando diferenças de custo e benefício se apresentaram desuniformes, ou seja, uma é vantajosa enquanto a outra é desvantajosa. É determinada por meio da fórmula.

$$\text{RICE} = \frac{(\text{custo da intervenção A}) - (\text{custo da intervenção B})}{\left(\begin{array}{c}\text{benefício proporcionado}\\\text{pela intervenção A}\end{array}\right) - \left(\begin{array}{c}\text{benefício proporcionado}\\\text{pela intervenção B}\end{array}\right)} \quad \boxed{5\text{-}6}$$

RICE: razão de incremento custo-eficácia

Um exemplo está detalhado no Quadro 5-2.

Quadro 5-2. Custos e Benefícios Proporcionados pela Intervenção A vs. Intervenção B

	Intervenção A	Intervenção B
Custo	R$ 250,00	R$ 210,00
Dias sem dor epigástrica	7 dias	5 dias

Intervenção A proporciona 7 dias sem dor epigástrica, não obstante é mais custosa do que a intervenção B. Por outro lado, a intervenção B é menos custosa, porém, proporciona 2 dias a menos de dor epigástrica. Assumindo que objetivamos beneficiar nossos pacientes com 2 dias adicionais sem dor epigástrica, não importa o custo, podemos determinar este último aplicando a fórmula:

$$\text{RICE} = \frac{(R\$\ 250,00) - (R\$\ 210,00)}{(7\ \text{dias}) - (5\ \text{dias})} = R\$\ 20,00 \text{ por dia adicional sem dor epigástrica}$$

O resultado acima significa que os dois dias adicionais sem dor epigástrica custarão R$ 40,00.

4.4. Utilizando Recursos Gráficos (Quadro 5-3, Fig. 5-1)

Quadro 5-3. Grade Custo-Eficácia. Uma de suas Utilidades é Orientar Quanto a Condutas Relacionadas com Dados de Custo e Eficácia

Custo-eficácia	Custo inferior	Mesmo custo	Custo superior
Eficácia inferior	aplique RICE		intervenção dominada
Mesma eficácia		arbitrário	
Eficácia superior	intervenção dominante		aplique RICE

```
                    Custo superior
        ┌──────────────────┬──────────────────┐
        │   QUADRANTE 4    │   QUADRANTE 1    │
        │ intervenção dominada │        ?         │
  Menos │                  │                  │ Mais
  eficaz│                  │                  │ eficaz
        │   QUADRANTE 3    │   QUADRANTE 2    │
        │        ?         │ intervenção dominante │
        └──────────────────┴──────────────────┘
                    Custo inferior
```

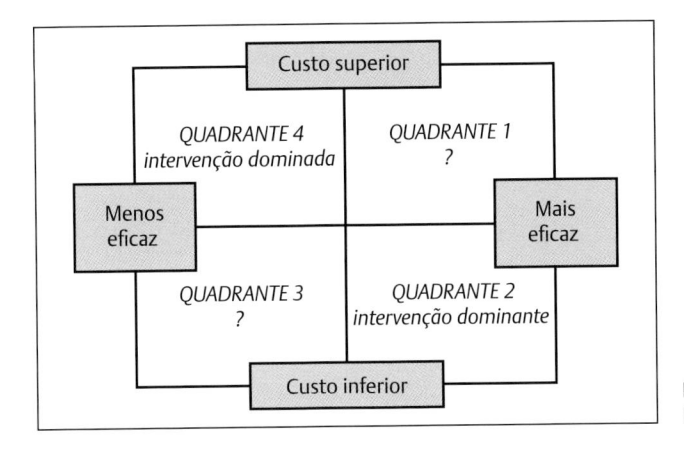

Fig. 5-1. Plano de custo-eficácia hipotético.

5. UTILIDADE

Utilidade pode ser definida como a qualidade de vida proporcionada pela intervenção, sob o contexto da condição de interesse. É avaliada pelo paciente de acordo com as variáveis cuja natureza for familiar a ele ou ela (por exemplo, grau de dor, restrições às atividades da vida diária, tempo para melhora). Como tal, a subjetividade é sua maior limitação. A utilidade é mensurável pela análise de utilidade e análise de custo-utilidade.

5.1. Análise de Utilidade

A análise de utilidade estende a aplicabilidade dos instrumentos de qualidade de vida baseados em funcionalidade (p. ex., *Medical Outcomes Short-Form 36*, *Quality of Well-Being Scale*) por meio de inclusão de temas psicológicos, socioeconômicos e laborais, bem como outros tópicos que possam influenciar a qualidade de vida de um indivíduo. Este parâmetro pode ser avaliado por três diferentes métodos: (1) escalonamento, (2) jogo padronizado e (3) negociação de tempo.

5.1.1. Escalonamento

Diferentes condições são escalonadas, do estado menos para o mais severo (saúde perfeita é igual a 1,0 enquanto que morte é igual a 0,0). Por exemplo: rinite alérgica 0,9, entorse de tornozelo 0,6 e infarto do miocárdio 0,1. Vantagens do escalonamento são: (1) muitas diferentes condições podem ser detalhadas para o mesmo indivíduo, (2) pode ser realizado sem contato com o paciente e (3) menor dificuldade em ser realizada comparativamente ao jogo padronizado e negociação de tempo (mais adiante, no texto). Limitações são: (1) desconsidera tempo e (2) as pessoas tendem a não agrupar condições nos extremos da escala.

5.1.2. Jogo Padronizado

O jogo padronizado é baseado no princípio de que o paciente pode estar desejoso de negociar tempo por uma melhor saúde ou permanecer com o mesmo *status* de saúde, porém, viver mais. Trata-se de um jogo entre o médico e o paciente, no qual o objetivo é atingir o assim chamado ponto de indiferença (Fig. 5-2).

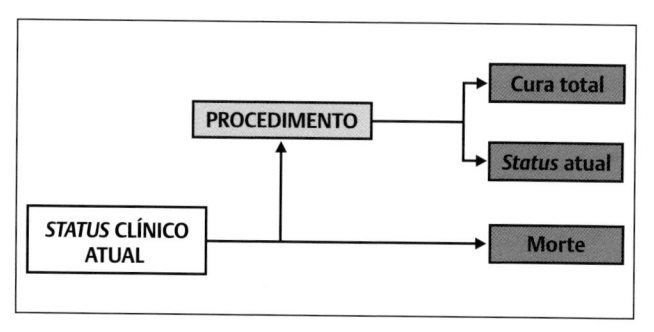

Fig. 5-2. Esquema básico para jogo padronizado entre médico e paciente.

O paciente deve escolher entre manter o *status* atual ou submeter-se ao procedimento, da seguinte forma:

- O paciente é informado de que ele ou ela tem uma chance de 20% de cura total com o procedimento e de 90% de chance de morrer → o paciente prefere o procedimento.
- O paciente é informado de que ele ou ela tem uma chance de 20% de cura total com o procedimento e de 80% de chance de morrer → o paciente ainda prefere o procedimento.
- O paciente é informado de que ele ou ela tem uma chance de 30% de cura total com o procedimento e de 70% de chance de morrer → o paciente hesita → o ponto de indiferença é alcançado.

$$\text{pontuação de utilidade} = \text{ponto de indiferença} = \mathbf{70\%}\ (\mathbf{0{,}7})$$

Limitações do método são: (1) pode ser difícil de ser realizado pelos pacientes, (2) é aplicável somente para condições crônicas e (3) em poucas destas poderia ser alcançada a "cura total".

5.1.3. Negociação de Tempo

De forma similar ao jogo padronizado, a negociação de tempo é baseada no princípio de que o paciente possa estar interessado em negociar tempo por uma melhor saúde ou permanecer no mesmo *status* de saúde, porém, viver mais. Trata-se de uma negociação entre o médico e o paciente, no qual o objetivo é pontuar utilidade, da seguinte forma: o paciente deve escolher entre permanecer com a intervenção, porém, com uma sequela permanente durante o tempo t, ou sem esta sequela permanente durante o tempo $x < t$.

- O paciente é informado de que ele ou ela viverá por 50 anos (t) com uma sequela permanente ou 25 anos (x) sem esta sequela permanente → o paciente prefere t.
- O paciente é informado de que ele ou ela viverá por 50 anos (t) com uma sequela permanente ou 35 anos (x) sem esta sequela permanente → o paciente prefere t.
- O paciente é informado de que ele ou ela viverá por 50 anos (t) com uma sequela permanente ou 45 anos (x) sem esta sequela permanente → o paciente hesita → o ponto de indiferença é alcançado.

CAPÍTULO 5 ▪ FARMACOECONOMIA

A pontuação de utilidade é determinada por meio da fórmula:

$$\text{pontuação de utilidade} = \frac{x}{t}$$

5-7

Aplicando o exemplo anterior.

$$\text{pontuação de utilidade} = \frac{45 \text{ anos}}{50 \text{ anos}} = \mathbf{0{,}9}$$

Vantagens do método são: (1) o paciente lida com tempo de uma maneira mais fácil do que o escalonamento e (2) é mais adaptável do que o jogo padronizado. Aplicabilidade exclusiva para condições crônicas é a sua limitação.

5.2. Análise de Custo-Utilidade

Na análise de custo-utilidade, o ganho em saúde proporcionado por uma intervenção é medido por unidade natural que associa: (1) utilidade, (2) sobrevida (como número de anos de vida salvos) e (3) custo. A unidade não natural mais frequentemente utilizada é o sistema de pontuação QALY (*quality-adjusted life-year*), onde anos-vida esperados são ponderados de acordo com sua qualidade de vida respectiva (melhor qualidade possível de vida é igual a 1, enquanto morte é igual a 0). QALY permite comparações entre diferentes desfechos (p. ex., doença cardíaca e cuidado perinatal) em razão do fato de que a variável de eficácia é QALY e não o desfecho em si. É determinada por meio da fórmula.

QALY = anos de vida salvos × utilidade para cada ano de vida salvo

5-8

O cálculo de QALY pode ser exemplificado (Quadro 5-4).

Quadro 5-4. Exemplo de Cálculo de QALY. Ganho de Utilidade (Veja Adiante) = (Utilidade para Cada Ano de Vida Salvo pela Intervenção A) – (Utilidade para Cada Ano de Vida Salvo pela Intervenção B) (Neste Exemplo, Ganho de Utilidade = 0,8-0,5 = 0,3)

	Custo da intervenção	Anos de vida salvos	Pontuação de utilidade para cada ano de vida salvo
Intervenção A	R$ 10.000,00	5	0,8
Intervenção B	R$ 20.000,00	7	0,5

QALY para a intervenção A: 5 × 0,8 = **4,0**
QALY para a intervenção B: 7 × 0,5 = **3,5**

A avaliação de QALY pode ser estendida por meio de dois métodos diferentes.

5.2.1. Ganho de Utilidade

Ganho de utilidade corresponde ao ganho de qualidade de vida para cada ano de vida salvo proporcionado por uma intervenção, relativamente a outra intervenção. É determinado por meio da fórmula.

$$\text{ganho de utilidade} = (\text{utilidade para cada ano de vida salvo pela intervenção A}) - (\text{utilidade para cada ano de vida salvo pela intervenção B})$$

5-9

Aplicando o exemplo anterior:

$$\text{ganho de utilidade} = 0,8 - 0,5 = \mathbf{0,3}$$

5.2.2. Razão Custo-Utilidade

A razão custo-utilidade integra QALY obtida com o custo da intervenção em moeda corrente, portanto expressando o quanto foi gasto por QALY ganho. É determinada por meio da fórmula.

$$RCU = \frac{\text{custo da intervenção}}{QALY}$$

5-10

RCU: razão custo-utilidade
QALY: *quality-adjusted life-year*

O cálculo da razão custo-utilidade pode ser exemplificado, baseando-nos no Quadro 5-4.

- RCU da intervenção A:

$$\frac{R\$\ 10.000,00}{4\ QALYs} = \mathbf{R\$\ 2.500,00/QALY}$$

- RCU da intervenção B:

$$\frac{R\$\ 20.000,00}{3,5\ QALYs} = \mathbf{R\$\ 5.700,00/QALY}$$

Inferimos que a intervenção A proporciona maior qualidade de vida por ano de vida salvo, por um custo inferior àquele da intervenção B. Deve ser observado, entretanto que somente quando QALY de ambas as intervenções for a mesma deverá o custo prevalecer no que concerne à decisão de qual a melhor intervenção a ser adotada.

A análise de custo-eficácia mede os recursos dispendidos em troca de um dado benefício em saúde (por exemplo, dias sem dor, melhora da função visual, ganho de massa muscular). Alguns autores consideram análise de custo-eficácia e análise de custo-utilidade como sinônimos. Na análise de custo-eficácia, as unidades naturais e variáveis de eficácia de estudos clínicos tradicionais são utilizadas.

6. RECURSOS FINANCEIROS

Recursos financeiros são aplicados quando é necessária ênfase econômica. Assumindo que seus parâmetros são expressos financeiramente, a intervenção, bem como os desfechos de natureza diferente, podem ser comparados. Sua limitação é a aceitação cultural, por vezes baixa, em atribuir uma perspectiva monetária à vida humana.

6.1. Análise de Custo-Benefício

A análise de custo-benefício proporciona significância monetária à intervenção em saúde por meio do foco sobre o valor investido (custo) por um retorno financeiro obtido (benefício). Algumas medidas de análise de custo-benefício são:

- Benefício líquido e custo líquido

$$\text{beneficio líquido} = \text{benefícios totais} - \text{custos totais} \qquad 5\text{-}11$$

$$\text{custo líquido} = \text{custos totais} - \text{benefícios totais} \qquad 5\text{-}12$$

Intervenções são consideradas como representando uma relação custo-benefício positiva se o benefício líquido > 0 e/ou custo líquido < 0.

- Razões custo-benefício e benefício-custo

$$\text{razão custo-benefício} = \frac{\text{custos totais}}{\text{benefícios totais}} \qquad 5\text{-}13$$

$$\text{razão benefício-custo} = \frac{\text{benefícios totais}}{\text{custos totais}} \qquad 5\text{-}14$$

Intervenções são consideradas como representando uma relação custo-benefício positiva se a razão custo-benefício for > 1 e/ou razão custo-benefício < 1.

6.2. Capital Humano

O capital humano expressa os custos indiretos e intangíveis relacionados com a condição, bem como benefícios indiretos e intangíveis associados à intervenção respectiva. É calculado de acordo com o valor do dia laboral perdido ou recuperado, respectivamente. Para o propósito de avaliação de capital humano, nós podemos considerar quatro tipos de trabalho: (1) trabalho perdido, (2) trabalho doméstico perdido, (3) trabalho restringido (produtividade comprometida) e (4) trabalho desviado (familiar que teve de deixar seu trabalho para cuidar do paciente). Vantagens e limitações do capital humano são, respectivamente:

- *Vantagens:* (1) objetividade, (2) informações podem ser recuperadas de bases de dados públicas e (3) o valor dos quatro tipos de trabalho pode ser estimado com relativa facilidade.

- *Limitações:* (1) enviesado para determinados tipos populacionais (p. ex., desempregados), (2) presume que pessoas que não trabalham não provêm ganho econômico (p. ex., crianças, idosos) e (3) presume que o custo diário de um benefício em saúde é equivalente ao ganho diário proporcionado por algum trabalho.

6.3. Taxa de Retorno
A taxa de retorno corresponde ao retorno sobre o investimento de uma intervenção em saúde, comparativamente a um investimento financeiro utilizado como referência.

7. QUALIDADE DE VIDA SAÚDE-RELACIONADA – UTILIZANDO OS QUESTIONÁRIOS
Assumindo que o objetivo final de uma intervenção é melhorar a qualidade de vida de um paciente, podemos propor que as avaliações de HRQoL (*health related quality of life*) podem potencialmente ser úteis para rotinas de tomada de decisões farmacoeconômicas. HRQoL pode ser estimada por meio de instrumentos de automensuração, apresentados como questionários. Estes últimos são geralmente elaborados para os dois principais domínios em saúde, ou seja, saúde física e saúde mental. Os seguintes parâmetros podem ser pesquisados:

- *Genéricos:* questionários genéricos são aplicáveis a condições de diferentes naturezas. Eles podem ser curtos ou longos e incluem: (1) *performance* física (atividades da vida diária, restrição aos movimentos, dor), (2) funcionalidade psicológica, (3) funcionalidade social e laboral e (4) percepções de saúde em geral.
- *Específicos por condição:* como o termo implica, questionários específicos por condição são direcionados a uma certa condição de interesse. Um questionário HRQoL cardiológico, por exemplo, poderia incluir: (1) presença ou ausência de palpitações, (2) história familiar compatível com risco cardiovascular e (3) quantidade de consumo de sal.

7.1. Avaliando um Questionário HRQoL
De forma ideal, um questionário HRQoL deveria ser avaliado para se testar sua robustez. Os seguintes parâmetros podem ser utilizados.

7.1.1. Reprodutibilidade
A reprodutibilidade testa a capacidade do questionário HRQoL em prover respostas consistentes. Alguns testes úteis são:

- *Consistência teste-reteste:* a consistência teste-reteste avalia similaridades entre pontuações para a mesma condição de saúde, documentada em tempos diferentes.
- *Consistência interna:* a consistência interna verifica cruzadamente a coerência entre respostas para diferentes perguntas, elaboradas para variáveis diferentes (por exemplo, vitalidade *vs.* prontidão para o trabalho).
- *Consistência interentrevista:* a consistência interentrevista verifica a coerência entre as respostas proporcionadas por diferentes indivíduos que, não obstante, se encontram no mesmo âmbito de pesquisa (por exemplo, o paciente e seu cuidador).

7.1.2. Validade

A validade ratifica a capacidade de o questionário refletir a realidade. Pode ser avaliada por meio dos seguintes testes:

- *Validade de conteúdo:* por meio da validade de conteúdo o investigador avalia se as variáveis de eficácia de um questionário HRQoL representam apropriadamente a condição estudada (um questionário diferente pode ser utilizado como referência).
- *Validade de critérios externos:* por meio da validade de critérios externos o investigador avalia se um questionário HRQoL é coerente com os parâmetros externos selecionados. Por exemplo: espera-se que uma população que pontuou alto em um questionário HRQoL apresente uma taxa de mortalidade baixa.
- *Validade de conceito:* a validade de conceito ratifica a eficácia do questionário HRQoL por meio da testagem cruzada com questionários HRQoL diferentes. Consiste em um conjunto de ferramentas de validação, como se segue:
  - Validação de convergência: por meio da validação de convergência o investigador avalia os resultados de diferentes tipos de questionário HRQoL, relacionados com o mesmo domínio de saúde. Por exemplo: resultados de um questionário HRQoL sobre saúde mental geral devem ser consistentes com os resultados de outro questionário HRQoL sobre uma condição mental específica, para a mesma população.
  - Validação discriminatória: não se espera que um questionário HRQoL elaborado para certo domínio de saúde reproduza, de forma consistente, os resultados de outro questionário HRQoL elaborado para um domínio de saúde de natureza diferente. Portanto, a validação discriminatória ratifica se um questionário HRQoL elaborado para um certo domínio de saúde NÃO é capaz de reproduzir de forma consistente os resultados de um questionário HRQoL elaborado para um domínio de saúde diferente. Por exemplo: se um questionário HRQoL sobre o domínio de saúde física NÃO reproduz de forma consistente os resultados de um questionário HRQoL sobre saúde mental, então o primeiro é capaz de discriminar entre ambos os domínios.
  - Validação de grupos conhecidos: espera-se que grupos conhecidos de naturezas diferentes proporcionem resultados diferentes, mesmo quando sob o mesmo domínio. Por exemplo: espera-se que os resultados relacionados com o domínio referente à ansiedade pré-parto entre um grupo de mulheres nulíparas e um grupo de mulheres não nulíparas, sejam diferentes. A validação de grupos conhecidos assegura que o questionário HRQoL é suficientemente robusto para discriminar entre grupos, no que concerne este aspecto.
- *Responsividade:* a responsividade testa a capacidade de um questionário HRQoL em mostrar alterações de *status* de saúde, como expressado pelas diferenças entre pontuações em evolução e entre pacientes com as mesmas condições, porém, em diferentes níveis de severidade.

7.2. Farmacoeconomia e Questionários HRQoL

Os resultados de questionários HRQoL por si só não são em geral suficientemente acurados para serem utilizados como parâmetro para decisões em farmacoeconomia. Não obstante, eles podem influenciar positivamente estas últimas, sob as seguintes circunstâncias: (1) questionário HRQoL favorece a intervenção A contra a intervenção B, (2) custo da intervenção A $\leq$ custo da intervenção B e (3) intervenção A é não inferior à intervenção B, sob os aspectos de eficácia e segurança. Sob diferentes condições, espera-se que somente a análise de custo-consequência (*item 4.1*) seja detalhada, deixando possíveis interpretações a critério do investigador.

8. ANÁLISE DE DECISÃO

O propósito da análise de decisão é determinar o provável custo final de duas intervenções, sempre quando trabalhar com parâmetros indeterminados for necessário, sendo tais parâmetros: (1) sucesso ou fracasso, (2) ocorrência de uma reação adversa imprevista e (3) o custo desta reação adversa. Baseados nesta análise, uma decisão é tomada sobre qual seria a intervenção mais vantajosa. Os passos da análise de decisão são:

Passo 1 – Detalhar as Intervenções
Por exemplo: temos duas intervenções possíveis, como expresso no Quadro 5-5.
Qual intervenção seria a melhor, baseado no provável custo final de cada uma?

Passo 2 – Desenhando a Árvore de Análise
Um exemplo de árvore de análise está ilustrado na Figura 5-3.

Passo 3 – Calcular
- *Situação A1:* 0,90 × 0,90 = 0,81 × R$ 700,00 = R$ 567,00 por paciente.
- *Situação A2:* 0,90 × 0,10 = 0,09 × (R$ 700,00 + R$ 1.000,00) = R$ 135,00 por paciente.
- *Situação A3:* 0,10 × 0,90 = 0,09 × R$ 700,00 = R$ 63,00 por paciente.
- *Situação A4:* 0,10 × 0,10 = 0,01 × (R$ 700,00 + R$ 1.000,00) = R$ 17,00 por paciente.

custo final provável (A1 + A2 + A3 + A4) = **R$ 782,00 por paciente**

- *Situação B1:* 0,80 × 0,85 = 0,68 × R$ 500,00 = R$ 340,00 por paciente.
- *Situação B2:* 0,80 × 0,15 = 0,12 × (R$ 500,00 + R$ 1.000,00) = R$ 180,00 por paciente.
- *Situação B3:* 0,20 × 0,85 = 0,17 × R$ 500,00 = R$ 85,00 por paciente.
- *Situação B4:* 0,20 × 0,15 = 0,03 × (R$ 500,00 + R$ 1.000,00) = R$ 45,00 por paciente.

custo final provável (B1 + B2 + B3 + B4) = **R$ 650,00 por paciente**

Quadro 5-5. Intervenção A e Intervenção B em Base Comparativa (Porcentagens Expressas como Decimais)

	Intervenção A	Intervenção B
Custo básico (por paciente)	R$ 700,00	R$ 500,00
Probabilidade de sucesso	0,90	0,80
Probabilidade de fracasso	0,10	0,20
Probabilidade de não ocorrência de reação adversa	0,90	0,85
Probabilidade de ocorrência de reação adversa	0,10	0,15
Estimativa de custo de tratamento de uma reação adversa (por paciente)	R$ 1.000,00	R$ 1.000,00

Conclusão: a intervenção B provavelmente custaria menos que a intervenção A. Não obstante, a intervenção B seria menos eficaz do que a intervenção A (probabilidade de sucesso 0,80 *vs.* probabilidade de sucesso 0,90, respectivamente) → realizar RICE (*item 4.3.2*):

$$\frac{R\$ \ 782,00 - R\$ \ 650,00}{0,90 - 0,80} = \mathbf{R\$ \ 1.320,00} \text{ por sucesso adicional com a intervenção A}$$

Passo 4 – Realizar Análise de Sensibilidade

No contexto de análise de decisão, a análise de sensibilidade será útil para detectar o ponto onde ambas as intervenções proporcionem custos iguais, de acordo com a probabilidade de ocorrência de reações adversas ou com a estimativa de custo para tratar uma reação adversa. Ambas são manipuladas dentro de uma faixa de simulação, até que um limiar onde custos finais prováveis de ambas as intervenções coincidam.

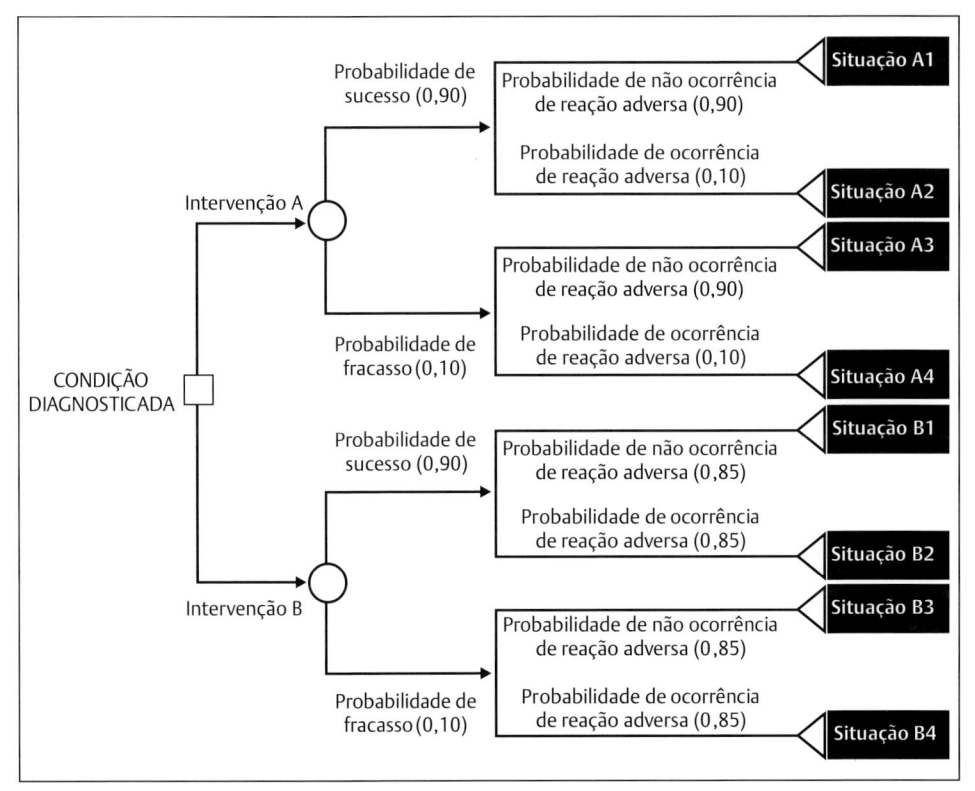

Fig. 5-3. Exemplo de uma árvore de análise, com base no conteúdo do Quadro 5-5. O quadrado representa um nodo de decisão – intervenção A ou intervenção B –, o círculo representa o nodo do acaso para cada intervenção, enquanto o triângulo representa o nodo terminal.

Parte III Estudos Observacionais

O objetivo desta Parte é expandir a base de conhecimento acerca de estudos observacionais e introduzir conceitos derivados: razão das chances, risco relativo e número necessário para prejudicar. Modelos para aumentar a acuracidade deste tipo de estudo também são descritos.

CONCEITOS BÁSICOS EM ESTUDOS OBSERVACIONAIS

CAPÍTULO 6

Em estudos observacionais, a frequência de uma condição em uma população é estudada sob as assim chamadas condições "naturais". Como tal, uma intervenção ativa do investigador sobre sua evolução não é aplicável. O principal objetivo dos estudos observacionais é estabelecer o grau de risco para uma certa condição em relação a um fator de exposição considerado. Submeter a população observada a situações do "mundo real" é sua vantagem. Sua limitação é a de que tais estudos proporcionam conclusões menos acuradas, assumindo que variáveis não controladas e confundidores potenciais podem gerar viés. Estudos observacionais podem ser classificados como estudos caso-controle e estudos de coorte.

1. ESTUDOS CASOS-CONTROLE
Em estudos casos-controle dois grupos são retrospectivamente comparados, de acordo com o seguinte modelo: (a) um grupo COM a condição (caso) é subdividido entre dois subgrupos – um exposto e o outro não exposto a um fator de risco estudado e (b) outro grupo SEM a condição (controle) é subdividido entre dois subgrupos – um exposto e outro não exposto ao mesmo fator (Fig. 6-1).

Estudos casos-controle objetivam determinar as CHANCES de adquirir uma condição, sob exposição a um fator considerado. Por exemplo: mineiros têm uma chance de 1,5:1 de apresentar fibrose pulmonar associada a asbesto, relativamente à população em geral. Suas vantagens são melhor acessibilidade financeira em comparação a estudos de coorte (*item 2*) e exequibilidade imediata, assumindo que são estudos geralmente retrospectivos. Sua limitação é o controle pobre sobre o fator de exposição, variáveis não controladas e confundidores em potencial, em razão do último fator. Dado o fato de que estes estudos focam sobre o desfecho para então "voltar atrás" no sentido do fator de exposição, eles são geralmente retrospectivos. Sua força de associação inferida – razão das chances – é calculada por uma fórmula específica (*Capítulo 7*).

2. ESTUDOS DE COORTE
Em estudos de coorte, uma coorte de sujeitos saudáveis é dividida em dois grupos, de acordo com a exposição ou não exposição a um dado fator – coorte exposta e coorte não exposta –, em princípio para acompanhamento prospectivo. Ao final do estudo, o número de sujeitos com e sem a condição é medido para ambos (Fig. 6-2).

Estudos de coorte objetivam determinar o RISCO de adquirir uma condição sob exposição a um fator considerado (a exposição pode ocorrer simultaneamente ao início do estudo

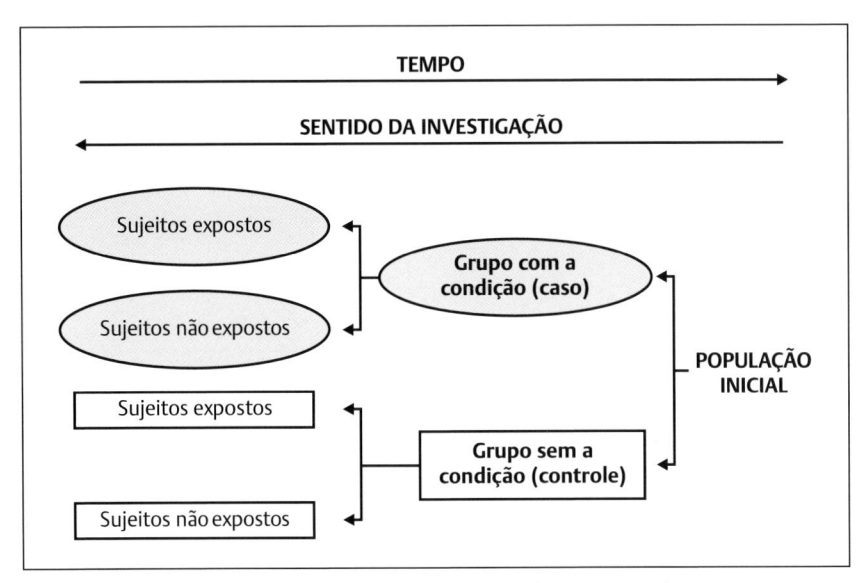

Fig. 6-1. Representação esquemática de um tipo de estudo caso-controle.

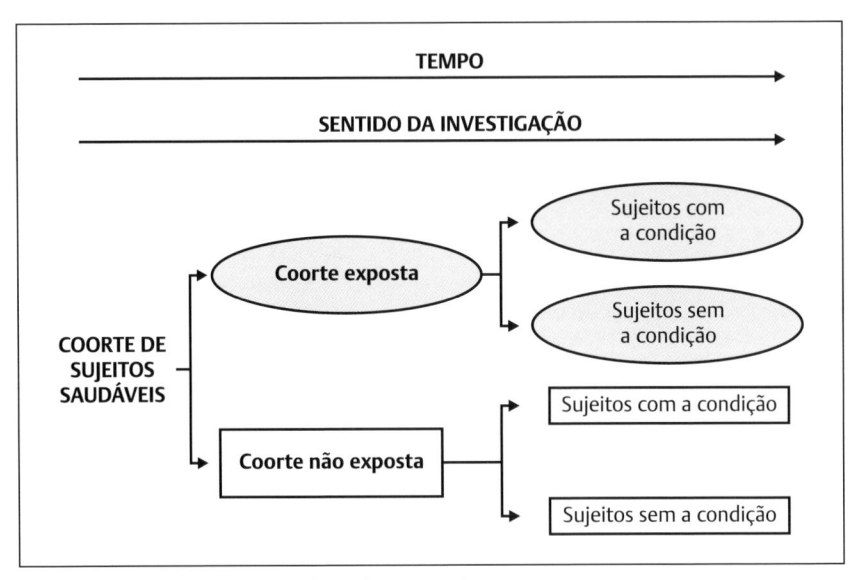

Fig. 6-2. Representação esquemática de um estudo tipo coorte.

ou mesmo antes deste). Por exemplo: trabalhadores em uma usina nuclear apresentam um risco 2,5 mais elevado de apresentar linfoma de alto grau relativamente a uma coorte não exposta. A vantagem dos estudos de coorte é possibilitar um melhor controle sobre o nível de exposição, covariáveis e confundidores em potencial, assumindo que tais tipos de estudo são prospectivos. Suas limitações são: (1) necessidade de esperar, de tal forma que os fatores de exposição exerçam seus efeitos, (2) perda de acompanhamento dos sujeitos do estudo e (3) custo mais elevado. Dado o fato de que estes estudos focam sobre o fator de exposição e "movem-se adiante" ao desfecho, eles geralmente são prospectivos.

Uma coorte não exposta pode ser selecionada a partir de três tipos de fonte, dependendo da natureza do objeto estudado e recursos disponíveis:

- *Interna:* originada do mesmo âmbito que a coorte estudada. É o tipo preferido de fonte quando a condição estudada for muito específica e/ou um grau elevado de similaridade entre as coortes expostas e não expostas for altamente desejável. Por exemplo: uma coorte de funcionárias rotineiramente expostas à terapia por radiação *vs.* uma coorte de funcionárias não expostas trabalhando no mesmo edifício, ambas contratadas no mesmo ano e pertencentes a uma mesma faixa etária, para medir o risco relativo de câncer de mama (*veja adiante*).
- *Externa:* originada de um âmbito diferente em relação à coorte estudada. É o tipo preferido de fonte quando a condição estudada for mais amplamente prevalente e/ou um grau elevado de similaridade entre as coortes expostas e não expostas não for absolutamente necessário. Por exemplo: uma coorte de idosos rotineiramente expostos à luz solar *vs.* uma coorte não exposta que vive domiciliarmente pertencente a uma região diferente, para mensuração do risco relativo de melanoma de pele em face e antebraços.
- *População em geral:* originada da população em geral. É o tipo preferido de fonte quando a condição estudada for amplamente prevalente e/ou organizar uma coorte não exposta for difícil. Por exemplo: uma coorte de crianças vacinadas contra o sarampo *vs.* uma coorte não exposta que vive em um país diferente (não vacinar em um país onde a vacinação é mandatória não seria exequível), para mensurar o risco relativo de contrair sarampo.

Sua força de associação inferida – o risco relativo – é determinada por uma fórmula específica (*Capítulo 7*). Nota: a expressão "estudo de coorte" refere-se a um tipo específico de estudo observacional; neste sentido, o termo "coorte" deve ser distinguido de seu sentido mais amplo (*Glossário*).

Em estudos de coorte retrospectivos, dois grupos são prospectivamente identificados e "prospectivamente" comparados, de acordo com o seguinte modelo: uma coorte de sujeitos saudáveis é subdividida em dois grupos: (a) exposto a um determinado fator e (b) não exposto ao mesmo fator (Fig. 6-3).

As vantagens de estudos de coorte retrospectivos incluem um melhor acesso em termos de recursos materiais comparativamente a estudos de coorte, bem como exequibilidade imediata dado que são estudos retrospectivos. Sua limitação é o controle pobre sobre o fator de exposição, covariáveis e confundidores em potencial, em virtude do último motivo.

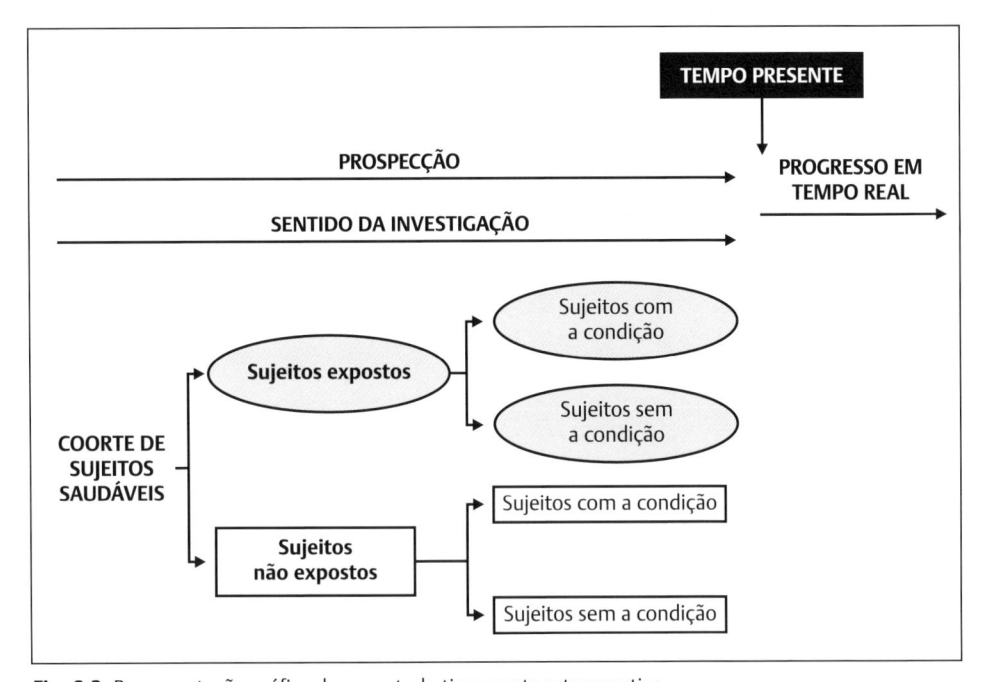

Fig. 6-3. Representação gráfica de um estudo tipo coorte retrospectivo.

DETERMINAÇÃO DA FORÇA DE ASSOCIAÇÃO ENTRE UM FATOR DE EXPOSIÇÃO E UM EVENTO EM ESTUDOS OBSERVACIONAIS

CAPÍTULO 7

O objetivo em estudos observacionais é medir as chances ou o risco de ocorrência de um evento entre dois grupos. De acordo com o tipo de estudo observacional, diferentes abordagens são possíveis.

1. ESTUDOS CASO-CONTROLE
1.1. Razão das Chances
A razão das chances (RC) é um índice utilizado para determinação da força de associação entre um fator de exposição e um evento. Em um sentido geral, o termo representa a razão de probabilidades de dois possíveis estados de uma variável binária, em um grupo relativamente a outro (por exemplo: probabilidade de remissão sintomática no grupo A contra probabilidade de piora sintomática no grupo B). No âmbito dos estudos observacionais, a RC expressa a razão entre as chances para a ocorrência de um evento em um grupo exposto a um fator e as chances para ocorrência do mesmo evento em um grupo exposto a um fator diferente (ou não exposto). A RC pode ser utilizada tanto em estudos de interesse epidemiológico como em estudos observacionais terapêuticos. Ela também deriva o número necessário para prejudicar (*item 1.2*).

1.1.1. Para Estudos de Interesse Epidemiológico
Por exemplo: uma população de 100 indivíduos é dividida em um grupo com câncer de pulmão (caso) e um grupo sem câncer de pulmão (controle), com o objetivo de medir as CHANCES de ocorrência de câncer de pulmão associado à exposição ao tabagismo. Ambos os grupos são subdivididos entre dois subgrupos cada – fumantes e não fumantes – e, retrospectivamente, acompanhados por até 25 anos (Fig. 7-1 e Quadro 7-1).

Quadro 7-1. Resultados de Estudo para Cálculo das Chances

	Resultados	
	Caso	Controle
Fumantes	40 (a)	10 (b)
Não fumantes	10 (c)	40 (d)

```
                    TEMPO →
            SENTIDO DA INVESTIGAÇÃO
         ←

    Fumantes (40)  ←
                      Grupo com câncer
                      de pulmão (50)    ←
    Não fumantes (10) ←
                                            POPULAÇÃO
                                            INICIAL
    Fumantes (10)  ←
                      Grupo sem câncer
                      de pulmão (50)    ←
    Não fumantes (40) ←
```

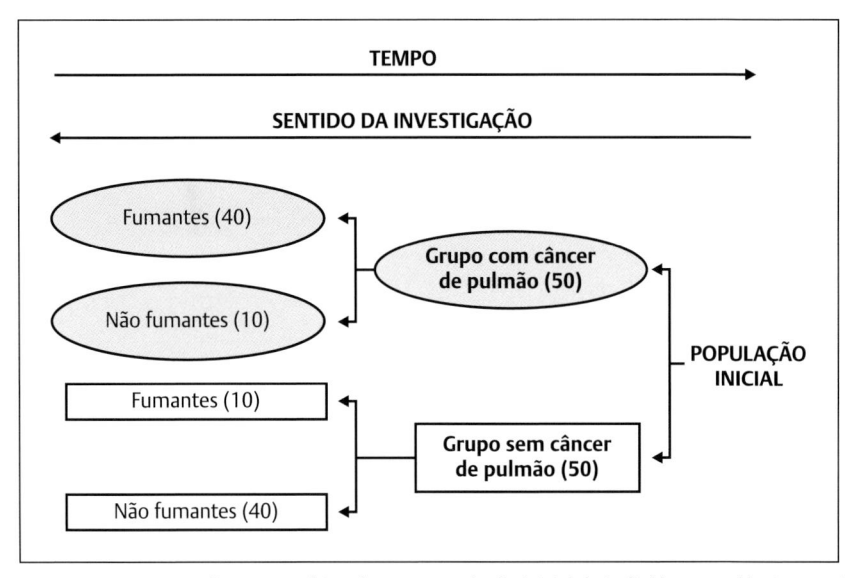

Fig. 7-1. Representação esquemática de uma população inicial de indivíduos saudáveis e pacientes com câncer de pulmão, sob um estudo tipo caso-controle.

Com base nos resultados acima, podemos inferir:

- Houve uma chance de 4:1 de fumantes apresentarem câncer de pulmão (a/b).
- Houve uma chance de 1:4 de não fumantes apresentarem câncer de pulmão (c/d).

Estabelecendo a razão das chances, de acordo com a seguinte fórmula:

$$RC = \frac{a/b}{c/d}$$ 7-1

$$RC = \frac{40/10}{10/40} = 16$$

Este resultado significa que as CHANCES de ocorrência de câncer de pulmão foram de 16:1 para fumantes em relação a não fumantes.

1.1.2. Para Estudos Terapêuticos

Por exemplo: uma população de 120 mulheres em perimenopausa é dividida em um grupo com sintomas de perimenopausa (caso) e um grupo sem sintomas de perimenopausa (controle), com o objetivo de medir as CHANCES para ocorrência de sintomas de perimenopausa relativamente à ingestão regular de isoflavonas de soja. Os grupos são subdivididos em dois subgrupos cada: (1) subgrupo A – mulheres que ingerem regularmente isoflavonas de soja e (2) subgrupo B – mulheres que não ingerem isoflavonas de soja. Ambos os grupos são, retrospectivamente, seguidos por até 10 anos (Fig. 7-2 e Quadro 7-2).

CAPÍTULO 7 • DETERMINAÇÃO DA FORÇA DE ASSOCIAÇÃO ENTRE UM FATOR DE EXPOSIÇÃO... 51

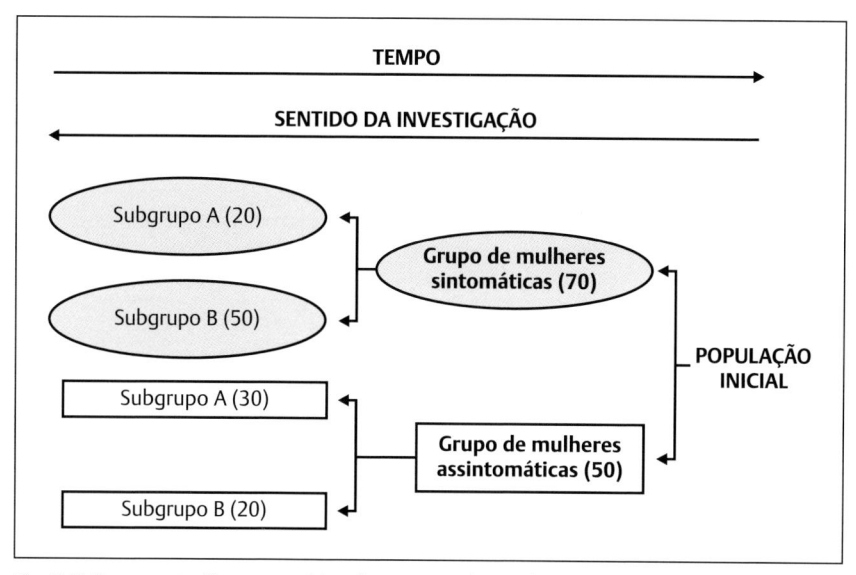

Fig. 7-2. Representação esquemática de uma população de mulheres em perimenopausa, sob um estudo tipo caso-controle.

Quadro 7-2. Resultados de Estudo para Cálculo da RC

	Resultados	
	Caso	Controle
Subgrupo A	20 (a)	30 (b)
Subgrupo B	50 (c)	20 (d)

Com base nos resultados acima, podemos inferir:

- Houve uma chance de 0,6:1 de as mulheres que ingerem regularmente isoflavonas de soja de apresentarem sintomas de perimenopausa (a/b).
- Houve uma chance de 2,5:1 de as mulheres que não ingerem isoflavonas de soja em apresentarem sintomas de perimenopausa (c/d).

Estabelecendo a razão das chances de acordo com a Fórmula 7-1:

$$RC = \frac{20/30}{50/20} = 0,26$$

Este resultado significa que as CHANCES de ocorrência de sintomas de perimenopausa foi de 0,2:1 para mulheres que regularmante ingerem isoflavonas de soja, em relação a mulheres que não ingerem isoflavonas de soja.

Estudos caso-controle não permitem correlação de RISCO, porém, de CHANCES apenas em decorrência dos seguintes motivos:

- *Orientação de avaliação:* estudos caso-controle permitem avaliação entre grupos mais do que avaliação de exposição indivíduo a indivíduo, assumindo que viabilizam menor controle sobre as condições do estudo.

- *Número de indivíduos avaliados:* apesar de que casos e controles derivam da mesma população, seu número é arbitrariamente definido pelo investigador e, portanto, não necessariamente representa esta população. Pela mesma razão, não é usual somar casos e controles em tabelas de estudo caso-controle.

As razões acima também explicam porque a RC tem uma aplicação limitada em estudos intervencionistas (*Parte 4*).

A determinação de valores de *cutoff* de RC que sugerem uma relação significativa entre o fator de exposição e o evento é empiricamente baseada. Normalmente, os seguintes fatores são levados em consideração:

- *Influência de variáveis desconhecidas e confundidores potenciais:* estudos caso-controle são mais susceptíveis à ocorrência de variáveis desconhecidas e confundidores potenciais do que estudos de coorte. Portanto, há maior "tolerância" para valores de *cutoff* de RC mais elevados comparativamente a resultados de risco relativo.
- *Severidade do evento:* quão mais severo for o evento, menor a "tolerância" para valores de *cutoff* de RC mais elevados.
- *Viés de seleção:* o próprio fato de que casos são afetados pela condição estudada sugere que os primeiros tenham sido mais expostos do que os controles, gerando portanto viés.
- *Viés de caso-responsivo e/ou de observador:* possível se o caso-responsivo estiver ciente da condição estudada, em razão do fato de esperar-se que ele ou ela tenha melhor memória para possíveis fatores de exposição associados à sua condição. Por outro lado, o observador pode influenciá-lo ou influenciá-la acerca da intensidade da exposição sobre o caso, dependendo, no seu grau de crença, do suposto papel do fator de exposição.

Parear casos e controles pode minimizar as limitações acima. Consiste em selecionar controles de acordo com certas características coincidentes e potencialmente confundidoras com os casos, por exemplo, gênero sexual, demografia ou idade. Por exemplo: em um estudo de doença cardíaca coronariana que objetiva determinar as chances para infarto agudo do miocárdio, casos e controles tabagistas e casos e controles não tabagistas seriam preferencialmente pareados. Subentende-se que, uma vez que o pareamento é adotado, o número de casos e controles pareados deverá ser o mesmo. As limitações do pareamento de casos e controles são: (1) a análise de razão das chances poderia ser realizada somente entre pares compatíveis, (2) a característica coincidente torna-se o fator de exposição propriamente dito e (3) o recrutamento pode demorar mais.

1.2. Número Necessário para Prejudicar

O número necessário para prejudicar (NNP) corresponde ao número de indivíduos que deve ser tratado, de tal forma que um destes indivíduos apresente uma reação adversa atribuível ao tratamento. A principal utilidade do NNP é fazer os dados de RC parecerem mais práticos para médicos e mais compreensíveis aos pacientes. Sua interpretação deve ser realizada com base na própria experiência prática do médico e dos NNP estabelecidos para outras modalidades terapêuticas relacionadas com o caso. Por exemplo: uma população de 180 indivíduos com tuberculose pulmonar recentemente tratada é dividida em um grupo de hepatite medicamentosa (caso) e um grupo sem hepatite medicamentosa (controle), com o objetivo de medir as CHANCES para a ocorrência de hepatite relacionada com a isoniazida. Os grupos são subdivididos em dois subgrupos: (1) esquema A – tratado com isoniazida, e (2) esquema B – não tratado com isoniazida. Ambos os grupos são, retrospectivamente, acompanhados até o início dos esquemas tuberculostáticos (Fig. 7-3 e Quadro 7-3).

CAPÍTULO 7 ▪ DETERMINAÇÃO DA FORÇA DE ASSOCIAÇÃO ENTRE UM FATOR DE EXPOSIÇÃO... **53**

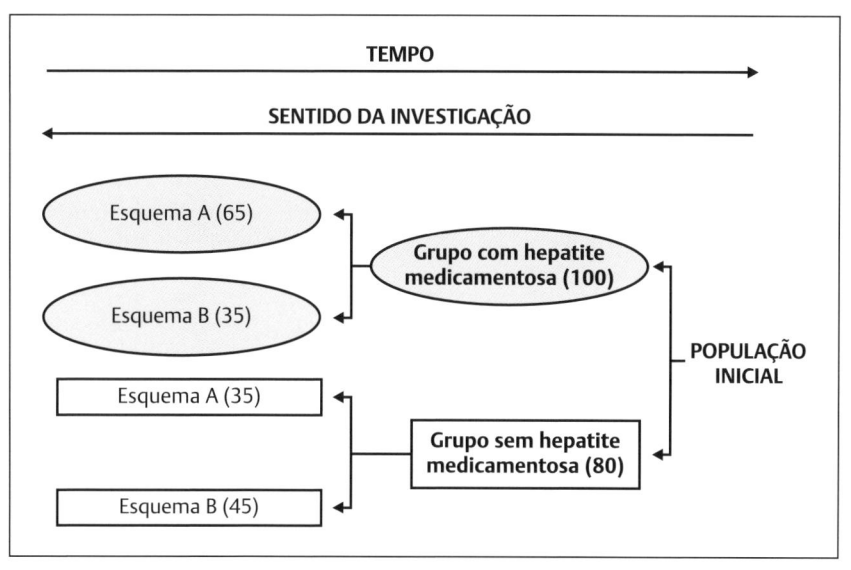

Fig. 7-3. Representação esquemática de uma população recentemente tratada de pacientes com tuberculose pulmonar sob desenho de estudo tipo caso-controle.

Quadro 7-3. Resultados de Estudo para Cálculo da RC

	Resultados	
	Caso	Controle
Esquema A	65 (a)	35 (b)
Esquema B	35 (c)	45 (d)

Estabelecendo a razão das chances, de acordo com a Fórmula 7-1:

$$RC = \frac{65/35}{35/45} = 2,4$$

NNP é determinado por meio da fórmula:

$$\frac{1 - [TEEP \times (1 - RC)]}{(1 - TEEP) \times TEEP \times (1 - RC)} \quad \boxed{7\text{-}2}$$

TEEP: taxa de eventos esperada de pacientes
RC: razão das chances

Em nosso exemplo, a TEEP escolhida corresponde à proporção de indivíduos do esquema B pertencentes ao grupo da hepatite medicamentosa: 30% (ou 0,3).

$$\frac{1 - [0,3 \times (1 - 2,4)]}{(1 - 0,3) \times 0,3 \times (1 - 2,4)} = 5$$

Este resultado significa que seria necessário tratar 5 pacientes com tuberculose pulmonar, de modo que um deles apresentasse hepatite medicamentosa por isoniazida.

Alternativamente, é possível consultar uma tabela de NNP (Quadros 7-4 e 7-5).

2. ESTUDOS DE COORTE

Risco relativo (RR) é um índice para determinação de força de associação entre um fator de exposição e um evento. É definido como a razão entre o risco para ocorrência de um evento em um grupo exposto a um fator e o risco para a ocorrência do mesmo evento em um grupo exposto a um fator diferente (ou não exposto). O RR pode ser utilizado tanto em estudos de interesse epidemiológico como em estudos observacionais terapêuticos. Por analogia com RC, RR também pode derivar o NNP (*item 2.2*).

2.1. Risco Relativo

2.1.1. Para Estudos de Interesse Epidemiológico

Por exemplo: uma população de 100 indivíduos é dividida em um grupo exposto (fumantes) e um grupo não exposto (não fumantes), com o objetivo de medir o RISCO para ocorrência

Quadro 7-4.

NNP para RC < 1,0								
		0,9	0,8	0,7	0,6	0,5	0,4	0,3
TEEP	0,05	209	104	69	52	41	34	29
	0,10	110	54	36	27	21	18	15
	0,20	61	30	20	14	11	10	8
	0,30	46	22	14	10	8	7	5
	0,40	40	19	12	9	7	6	4
	0,50	83	18	11	8	6	5	4
	0,70	44	10	13	9	6	5	4
	0,90	101	46	27	18	12	9	4

Quadro 7-5.

NNP para RC > 1.0								
		1,1	1,25	1,5	1,75	2	2,25	2,5
TEEP	0,05	212	86	44	30	28	18	16
	0,10	113	46	24	16	13	10	9
	0,20	64	27	14	10	8	7	6
	0,30	50	21	11	8	7	6	5
	0,40	44	19	10	8	6	6	5
	0,50	42	18	10	8	6	6	5
	0,70	51	23	13	10	9	8	7
	0,90	121	55	33	25	22	19	18

de câncer de pulmão associado à exposição ao tabagismo. Ambos os grupos são, prospectivamente, acompanhados por 15 anos e então subdivididos em dois subgrupos cada – indivíduos com câncer de pulmão e indivíduos sem câncer de pulmão (Fig. 7-4 e Quadro 7-6).

Com base nos resultados acima, podemos inferir:

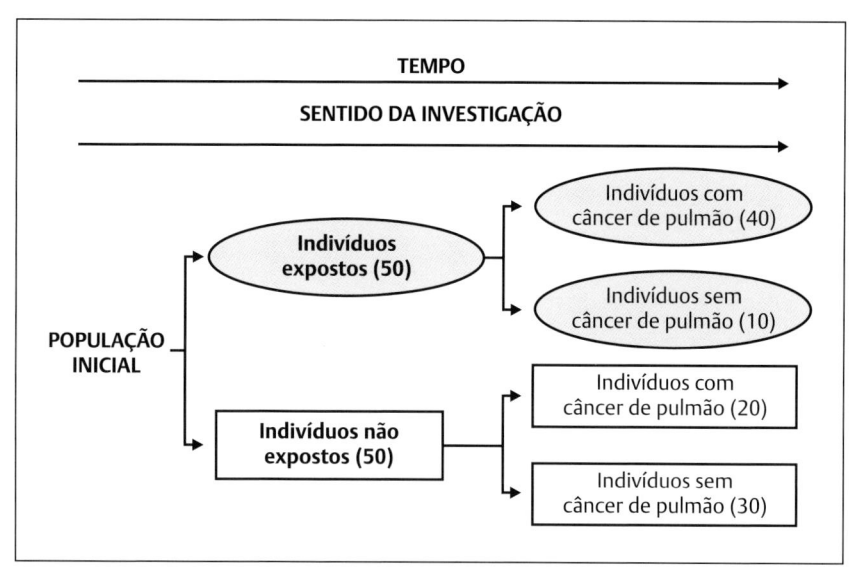

Fig. 7-4. Representação esquemática de uma população de indivíduos expostos e não expostos ao tabagismo sob estudo tipo coorte.

Quadro 7-6. Resultados de Estudo para Cálculo do Risco

	Resultado		
	Com câncer de pulmão	Sem câncer de pulmão	Total
Expostos	40 (a)	10 (b)	50
Não expostos	20 (c)	30 (d)	50

- Há um risco de 80% de indivíduos expostos ao tabagismo em apresentar câncer de pulmão [a/(a + b)].
- Há um risco de 40% de indivíduos não expostos ao tabagismo em apresentar câncer de pulmão [c/(c + d)].

Estabelecendo a relação entre os riscos (risco relativo), de acordo com a seguinte fórmula:

$$RR = \frac{\left[\frac{a}{(a+b)}\right]}{\left[\frac{c}{(c+d)}\right]}$$

7-3

$$RR = \frac{\left[\dfrac{40}{(40+10)}\right]}{\left[\dfrac{20}{(20+30)}\right]} = 2$$

Este resultado significa que o RISCO de câncer de pulmão é duas vezes maior entre indivíduos expostos ao tabagismo em relação a indivíduos não expostos.

2.1.2. Para Estudos Terapêuticos

Por exemplo: uma população de 120 mulheres em perimenopausa é dividida em grupo A (mulheres que ingerem regularmente isoflavonas de soja) e grupo B (mulheres que não ingerem isoflavonas de soja), com o objetivo de medir o RISCO para ocorrência de sintomas de perimenopausa em relação à ingestão regular de isoflavonas de soja. Ambos os grupos são prospectivamente acompanhados durante três anos e, então, subdivididos em dois subgrupos cada – mulheres sintomáticas e mulheres assintomáticas (Fig. 7-5 e Quadro 7-7).

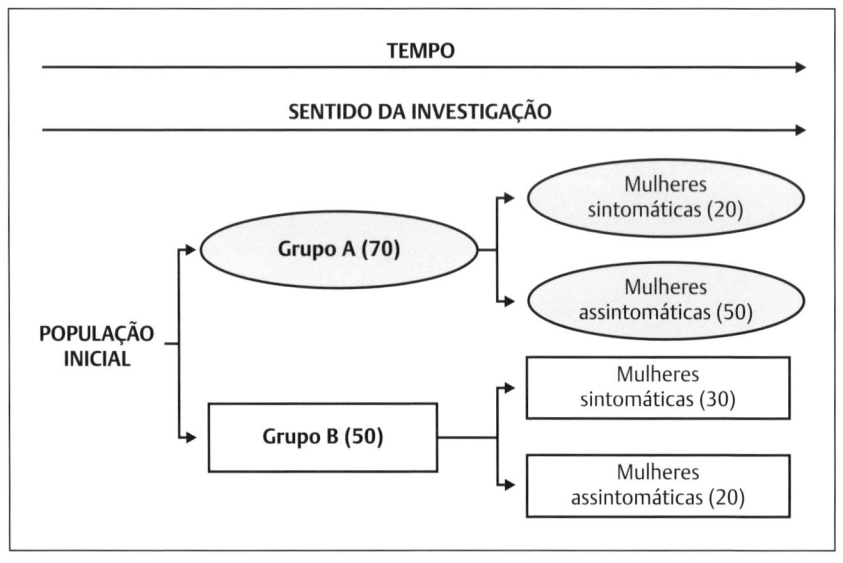

Fig. 7-5. Representação esquemática de uma população de mulheres em perimenopausa sob um estudo tipo coorte.

Quadro 7-7. Resultados de Estudo para o Cálculo do RR

	Resultados		
	Sintomáticas	Assintomáticas	Total
Grupo A	20 (a)	50 (b)	70
Grupo B	30 (c)	20 (d)	50

Com base nos resultados acima, podemos inferir:
- Há um risco de 28% de as mulheres que ingerem regularmente isoflavonas de soja apresentarem sintomas de perimenopausa [a/(a + b)].
- Há um risco de 60% de as mulheres que não ingerem isoflavonas de soja apresentarem sintomas de perimenopausa [c/(c + d)].

Estabelecendo a relação entre os riscos, de acordo com a Fórmula 7-3:

$$RR = \frac{\left[\frac{20}{(20+50)}\right]}{\left[\frac{30}{(30+20)}\right]} \cong 0{,}5$$

Este resultado significa que o RISCO de ocorrência de sintomas de perimenopausa é de 0,5 para mulheres que ingerem regularmente isoflavonas de soja em relação a mulheres que não ingerem isoflavonas de soja.

2.2. Número Necessário para Prejudicar

O NNP corresponde ao número de indivíduos que devem ser tratados de tal forma que um deles apresente reação adversa atribuível ao tratamento. A principal utilidade de NNP é fazer os dados de RR soarem mais práticos para os médicos e compreensíveis aos pacientes. Sua interpretação deve ser realizada com base na experiência prática do próprio médico e em NNP estabelecidos para outras modalidades terapêuticas relacionadas com o caso. Por exemplo: uma população de 180 indivíduos com diagnóstico de tuberculose pulmonar é dividida em dois grupos tratados com diferentes esquemas, com o objetivo de medir o RISCO para ocorrência de hepatite medicamentosa induzida pela isoniazida: (1) esquema A – isoniazida incluída e (2) esquema B – isoniazida não incluída. Ambos os grupos são acompanhados prospectivamente por um ano e então divididos em dois subgrupos cada: indivíduos com hepatite medicamentosa e indivíduos sem hepatite medicamentosa (Fig. 7-6 e Quadro 7-8).

Quadro 7-8. Resultados de Estudo para Cálculo de NNP

	Resultados		
	Com hepatite	Sem hepatite	Total
Esquema A	65 (a)	35 (b)	100
Esquema B	35 (c)	45 (d)	80

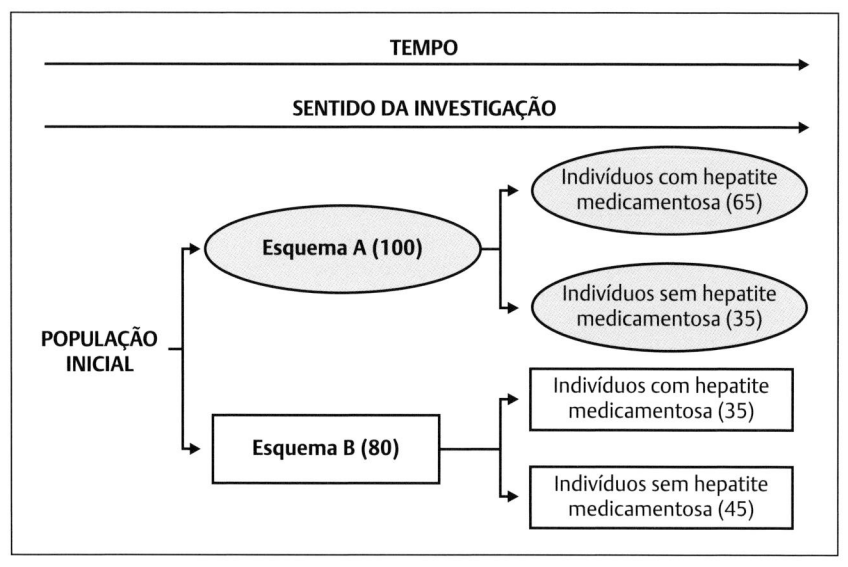

Fig. 7-6. Representação esquemática de uma população de pacientes com tuberculose pulmonar sob um estudo tipo coorte.

NNP é determinado pela fórmula.

$$\left[\frac{a}{(a+b)}\right] - \left[\frac{c}{(c+d)}\right] \quad \text{7-4}$$

$$\left[\frac{65}{(65+35)}\right] - \left[\frac{35}{(35+45)}\right] = 0{,}22 \rightarrow 22$$

Este resultado significa que seria necessário tratar 22 pacientes com tuberculose pulmonar, de forma que um deles apresentasse hepatite medicamentosa induzida pela isoniazida.

Estudos de coorte permitem uma avaliação de indivíduo a indivíduo mais do que de exposição de grupo, assumindo que eles possibilitam maior controle sobre as condições de estudo. Por esta razão, este tipo de estudo permite correlações do *status* de RISCO. Um estudo de intervenção (*Capítulo 9*) também pode derivar um estudo de coorte, no que concerne a aspectos de segurança (frequentemente a variável para a qual RR é mais útil).

A determinação de valores de RR que sugiram uma relação significativa entre o fator de exposição e o evento, é empiricamente baseada. Normalmente, três fatores são levados em consideração:

- *Influência das variáveis desconhecidas e dos confundidores em potencial:* estudos de coorte são menos susceptíveis à ocorrência de variáveis desconhecidas e de confundidores em potencial do que estudos caso-controle. Portanto, espera-se menor tolerância para valores de RR maiores.
- *Severidade do evento:* quão mais severo o evento, menor a tolerância para valores maiores de RR.
- *Viés de seleção:* o próprio fato de que casos são afetados pela condição estudada sugere que aqueles são mais expostos do que os controles, gerando viés de exposição.

AUMENTANDO A ACURACIDADE EM ESTUDOS OBSERVACIONAIS

CAPÍTULO 8

Uma limitação importante em estudos observacionais corresponde ao pobre controle exercido pelo investigador sobre as condições do estudo, em decorrência dos efeitos de variáveis não controladas diferentes da variável principal, isto é, condição ou exposição. Estas variáveis não controladas podem tanto influenciar (estudos prospectivos) como terão influenciado (estudos retrospectivos) a evolução do estudo, tornando a interpretação dos resultados mais difícil. Não obstante, é possível minimizar este efeito pela inclusão destas variáveis não controladas no protocolo de estudo como covariáveis. Análise estratificada e análise multivariável são dois tipos de recursos estatísticos, disponíveis para este propósito.

1. ANÁLISE ESTRATIFICADA

Na análise estratificada, covariáveis diferentes das variáveis principais são ponderadas em cálculos de razão das chances (RC) e de risco relativo (RR), respectivamente. Através da estratificação de grupos como caso/controle e exposição/não exposição, novos dados podem ser inferidos [somente a análise bivariada (isto é, uma covariável por vez contra a variável principal) será detalhada]. Analisemos dois diferentes exemplos, tirados do Capítulo anterior.

Exemplo 1: uma população de 120 mulheres em pós-menopausa apresentou RC de 0,26:1 para a ocorrência de sintomas de perimenopausa em mulheres que ingerem regularmente isoflavonas de soja, em relação a mulheres que não ingerem isoflavonas de soja. Os resultados gerais do estudo estão detalhados no Quadro 8-1.

Quadro 8-1. Resultados Gerais do Estudo para Cálculo de RC

	Resultados	
	Caso	Controle
Subgrupo A	20	30
Subgrupo B	50	20

Estabelecendo a razão das chances, de acordo com a Fórmula 7-1:

$$RC = \frac{20/30}{50/20} = 0,26$$

Ambos os subgrupos são estratificados de acordo com as faixas etárias.

- 40 a 50 anos de idade (Quadro 8-2)

Quadro 8-2. Resultados do Estudo de Acordo com a Faixa Etária de 40 a 50 Anos

	Resultados	
	Caso	Controle
Subgrupo A	3	16
Subgrupo B	5	2

$$RC = \frac{3/10}{20/7} = 0,07$$

- 51 a 65 anos de idade (Quadro 8-3)

Quadro 8-3. Resultados de Estudo de Acordo com a Faixa Etária de 51 a 65 Anos de Idade

	Resultados	
	Caso	Controle
Subgrupo A	7	8
Subgrupo B	15	3

$$RC = \frac{10/8}{10/6} = 0,17$$

- 66 a 80 anos de idade (Quadro 8-4)

Quadro 8-4. Resultados de Estudo de Acordo com a Faixa Etária de 66 a 80 Anos de Idade

	Resultados	
	Caso	Controle
Subgrupo A	10	6
Subgrupo B	30	15

$$RC = \frac{7/12}{20/7} = 0,8$$

Como pode ser claramente observado, RC aumenta ao longo das três faixas etárias propostas. Não tivéssemos realizado esta estratificação, esta importante informação teria permanecido indetectada. Não obstante, a hipótese de estes resultados representarem diferenças significativas deverá ser testada por meio de testes de hipótese (*Capítulo 14*).

Exemplo 2: uma população de 100 indivíduos apresentou RR de 2 para a ocorrência de câncer de pulmão relacionado com exposição ao tabagismo, para fumantes em relação a não fumantes.

Os resultados gerais do estudo estão detalhados no Quadro 8-5.

Quadro 8-5. Resultados Gerais do Estudo para Cálculo de RR

	Resultado	
	Com câncer de pulmão	Sem câncer de pulmão
Expostos	40	10
Não expostos	20	30

Estabelecendo o risco relativo, de acordo com a Fórmula 7-3.

$$RR = \frac{\left[\frac{40}{(40+10)}\right]}{\left[\frac{20}{(20+30)}\right]} = 2$$

Então, ambos os grupos são estratificados de acordo com a história familiar para câncer de pulmão.

- História familiar negativa (Quadro 8-6)

Quadro 8-6. Resultados de Estudo de Acordo com uma História Familiar Negativa

	Resultados	
	Com câncer de pulmão	Sem câncer de pulmão
Expostos	22	6
Não expostos	12	16

$$RR = \frac{\left[\frac{22}{(22+6)}\right]}{\left[\frac{12}{(12+16)}\right]} = 1,8$$

- História familiar positiva (Quadro 8-7)

Quadro 8-7. Resultados de Estudo de Acordo com História Familiar Positiva

	Resultados	
	Com câncer de pulmão	Sem câncer de pulmão
Expostos	18	4
Não expostos	8	14

$$RR = \frac{\left[\frac{18}{(18+4)}\right]}{\left[\frac{8}{(8+14)}\right]} = 2,2$$

Como pode ser claramente observado, RR diferencia-se de acordo com a história familiar de câncer de pulmão. Não tivéssemos realizado esta estratificação, esta importante informação teria permanecido indetectada. Não obstante, a hipótese de estes resultados representarem diferenças significativas deverá ser testada por meio de testes de hipótese (*Capítulo 14*).

2. ANÁLISE MULTIVARIÁVEL

Sugere-se ao leitor estudar o Capítulo 19, antes de explorar este ítem.

A análise multivariável representa uma ferramenta mais robusta para minimização de inacuracidades em estudos observacionais, comparativamente à analise estratificada. Por esta abordagem, o efeito de diferentes covariáveis (variáveis independentes) sobre o desfecho do estudo (variável dependente) é primeiramente considerado de forma discreta (isolada) e, então, simultaneamente, para um resultado mais próximo à realidade. Ilustremos este conceito por meio de um exemplo de estudo caso-controle.

Com o objetivo de determinar o grau de influência de covariáveis combinadas (variáveis independentes) sobre anormalidades dos níveis de glicose sanguínea (variável dependente), durante os primeiros três dias em uma UTI pós-cirúrgica de adultos, os prontuários de 804 pacientes abrangendo um período de três anos foi retrospectivamente investigado. Níveis de glicose sanguínea de 792 pacientes de UTI não cirúrgica, medidos durante os seus três primeiros dias de internação, serviram como controle. Regressão linear múltpla foi o tipo de análise multivariável aplicado. *Cutoffs* para níveis anormais de glicose sanguínea foram < 50 mg/dL e > 140 mg/dL.

Primeiramente, RC foi calculada para cada covariável, individualmente, a despeito de outras covariáveis (RC bruta; cálculos não mostrados). A análise de regressão múltipla linear foi realizada, quando então a influência biológica de covariáveis de estudo foi ponderada para cada uma, para o recálculo de RC (RC ajustada, cálculos não mostrados) (Quadro 8-8).

Quadro 8-8. RC Bruta e RC após Análise Multivariável (RC Ajustada) de 7.503 Observações Associadas a Níveis de Glicose Sanguínea em Pacientes de UTI Pós-Cirúrgica e 6.903 Observações Associadas a Pacientes de UTI Não Cirúrgica

	RC bruta	RC ajustada
Idade > 65	1,01*	1,02
Gênero	1,3	1,0
Cirurgia abdominal	0,9	1,0
Cirurgia ortopédica	1,0*	0,8
Neurocirurgia	1,0	1,3*
Diagnóstico de infecção pré-operatória	1,2	1,3
Diagnóstico de SIRS/sepse pós-operatória	1,3*	1,7
Uso de adrenalina (s/n)	1,8	1,4
Uso de insulina (s/n)	1,9	1,3*
Avaliação de risco pré-operatória	1,9*	2,0*

SIRS: *systemic inflammatory response syndrome.*
*Força de associação entre a variável e os níveis de glicose sanguínea foi estatisticamente significativa ($p < 0,05$).

Resultados de RC bruta mostraram idade > 65 anos, cirurgia ortopédica, diagnóstico de SIRS/sepse e avaliação de risco pré-operatória, como as covariáveis mais fortemente associadas a níveis anormais de glicose sanguínea. Após análise multivariável, os resultados são compatíveis com neurocirurgia, uso de insulina e avaliação de risco pré-operatória como as covariáveis mais fortemente associadas a esta anormalidade.

A análise multivariável é robusta o suficiente para identificar covariáveis como confundidores, assumindo que seus métodos podem abranger diversas covariáveis, simultaneamente. Entretanto, ela não pode ser ajustada para variáveis desconhecidas. Somente por meio da randomização é possível compensar por sua presença, procedimento que promove sua distribuição uniforme entre os grupos (*Capítulo 9*).

Parte IV

Bioestatística de Estudos Intervencionistas: Os Estudos Clínicos

O objetivo desta Parte é apresentar os fundamentos da Bioestatística aplicada a estudos intervencionistas (estudos clínicos randomizados), passo a passo.

ESTUDOS INTERVENCIONISTAS

Estudos intervencionistas (por vezes referidos como "estudos randomizados" ou "estudos controlados") são estudos de coorte prospectivos, geralmente desenvolvidos com o auxílio de um grupo referencial ("grupo-controle"). Aqui, o investigador planeja e intervém ativamente sobre os fatores que influenciam a sua coorte, minimizando os efeitos de variáveis não controladas e confundidores em potencial. Eles são o tipo de estudo mais comumente utilizados para determinar a eficácia de um fármaco ou de uma vacina, geralmente por meio de comparações entre dois grupos. Estudos intervencionistas podem ser classificados de acordo com os parâmetros de intervenção aplicados.

1. PADRÃO REFERENCIAL
1.1 Estudos Não Comparativos

Em estudos não comparativos, o grupo testado não tem qualquer padrão referencial contra o qual seja comparado. A interpretação dos resultados é difícil, assumindo que o investigador nunca pode ter certeza se os achados representam ou não uma real influência do fármaco ou da vacina testados.

1.2. Estudos Comparativos (Estudos Controlados)

Em estudos comparativos, o grupo testado tem um grupo padrão referencial (controle) contra o qual deve ser comparado, representado por um fármaco ou vacina sabidamente eficaz (controle ativo ou positivo) ou por um placebo (controle negativo). A interpretação dos resultados pelo investigador é mais consistente, assumindo que existe uma referência. Na maior parte das situações, os sujeitos do grupo-controle, são contemporâneos aos sujeitos do grupo testado. Porém, em circunstâncias especiais, controles históricos derivados da literatura podem ser utilizados.

2. RELAÇÃO ENTRE AMOSTRAS E DE UMA AMOSTRA CONTRA SI MESMA
2.1 Estudos de Amostras Não Pareadas (Independentes)

Em estudos de amostras não pareadas, indivíduos de um grupo podem ser livremente pareados para comparação com quaisquer indivíduos do outro grupo. A comparabilidade é possibilitada pelo próprio desenho de estudo. Por exemplo: uma amostra de pacientes idosos internados em decorrência de colelitíase é dividida em um grupo direcionado para colecistectomia de emergência e outro grupo direcionado para manejo conservador de colelitíase objetivando futura cirurgia eletiva, para comparação de taxas de morbidade e mortalidade.

2.2. Estudos de Amostras Pareadas (Dependentes)

Em estudos de amostras pareadas, indivíduos de um grupo podem ser combinados de forma exclusiva com indivíduos específicos de outro grupo, para fins de comparação. Três tipos de pareamento são possíveis:

- *Autopareamento:* um indivíduo é pareado consigo próprio. Por exemplo: uma amostra de pacientes masculinos com dor neuropática crônica em decorrência de hérnia de disco lombar complicada com radiculoneuropatia é tratada com acupuntura durante três meses e com anticonvulsivantes durante o mesmo intervalo logo a seguir, para comparação de manejo ideal de dor.
- *Pareamento natural:* o pareamento natural é realizado entre dois indivíduos diferentes, porém, extremamente correlatos, como, por exemplo, gêmeos monozigóticos.
- *Pareamento artificial:* o pareamento artificial é realizado entre dois indivíduos independentes, porém, pareados de acordo com uma variável específica estudada. Por exemplo: uma amostra de pacientes idosos internada por colelitíase é dividida em um grupo direcionado à colecistectomia de emergência e outro grupo direcionado a manejo conservador de colelitíase objetivando futura cirurgia eletiva, para comparação de taxas de morbidade e mortalidade. Não obstante, sob pareamento artificial, indivíduos de um grupo podem ser pareados somente com indivíduos do outro grupo que compartilhem a mesma faixa de níveis séricos de bilirrubinas.

3. CIÊNCIA DO FÁRMACO, VACINA OU EXAME TESTADO

3.1. Estudos Abertos

Em estudos abertos, tanto o investigador quanto o sujeito do estudo estão cientes da natureza do fármaco ou da vacina testados. É aplicado quando não for possível nem desejável ocultá-los de ambos. Por exemplo: estudo de comparação entre PUVA (psoraleno + exposição a UVA) *vs.* etarnecept subcutâneo para controle de psoríase cutânea. Sua limitação é a geração de viés, tanto por parte do investigador quanto do sujeito de estudo.

3.2. Estudos Monos-cegos

Em estudos monos-cegos, o investigador – porém não o sujeito de estudo – está ciente do fármaco ou vacina testado. É aplicado quando não for possível nem recomendável que o investigador não esteja ciente da situação clínica. Por exemplo: estudo de comparação de eficácia entre dobutamina e milrinona para controle da pressão capilar pulmonar durante choque cardiogênico. Sua limitação é a geração de viés em razão da autossugestão da parte do investigador.

3.3. Estudos Duplos-cegos

Em estudos duplos-cegos, nem o investigador nem o sujeito de estudo estão cientes do fármaco ou da vacina testados. São aplicados para evitar geração de viés em decorrência de autossugestão de ambos os lados. Por exemplo: estudo de comparação entre placebo e um inibidor da 5-fosfodiesterase para manejo de disfunção erétil.

4. MÉTODO DE ALOCAÇÃO DOS SUJEITOS DE ESTUDO
4.1. Estudos Não Randomizados
Em estudos não randomizados, o investigador seleciona os sujeitos de pesquisa para serem alocados em um dos grupos de estudo, de acordo com critérios preestabelecidos. São aplicados sempre que o desenho de estudo requerer alocação seletiva. Por exemplo: estudo de eficácia de vacina para *influenza* entre dois grupos de sujeitos de diferentes faixas etárias (40 a 50 e 60 a 70 anos). A não randomização deverá incorrer em viés de natureza seletiva.

4.2. Estudos Randomizados
Em estudos randomizados, o investigador aloca, aleatoriamente, os sujeitos em seus grupos de estudo. Suas vantagens são: (1) minimização de erro aleatório através de igual distribuição de características individuais entre os grupos de estudos, (2) minimização de erro sistemático pelo afastamento de seletividade de sujeitos de estudo pelo investigador e (3) minimização da influência de variáveis não controladas, por sua igual distribuição entre os grupos de estudo.

5. MÉTODO DE ACOMPANHAMENTO
5.1. Estudos Paralelos
Em estudos paralelos, os grupos de estudo progridem em paralelo ao longo da investigação, até seu fim.

5.2. Estudos Cruzados
Em estudos cruzados, os grupos trocam seus braços respectivos em um ponto específico da evolução da investigação. Por exemplo: uma associação de um novo alcaloide derivado do *ergot* + acetaminofeno mostrou um decréscimo significativo de sintomas de enxaqueca nos sujeitos do grupo A comparativamente a sujeitos do grupo B, que utilizaram somente acetaminofeno. Após a troca de esquemas, os sujeitos do grupo B mostraram o mesmo decréscimo sintomático primeiramente associado aos sujeitos do grupo A, sendo que estes últimos apresentaram o mesmo nível de intensidade de sintomas que os sujeitos do grupo B apresentaram na primeira fase do estudo (Fig. 9-1).

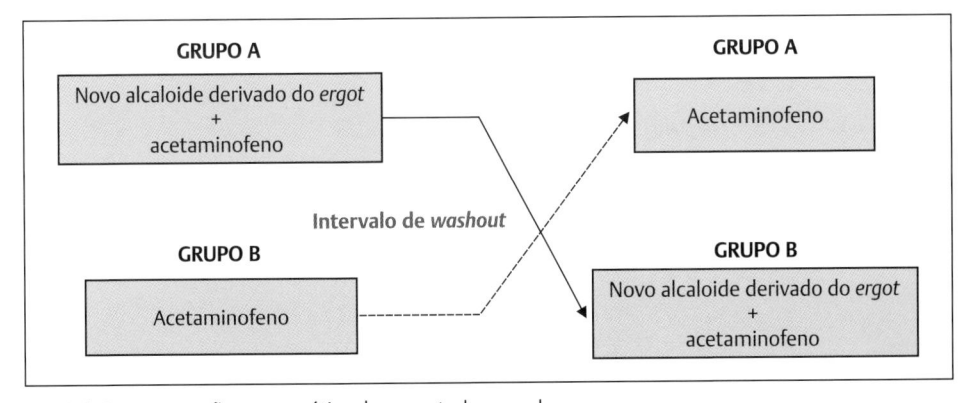

Fig. 9-1. Representação esquemática de um estudo cruzado.

As vantagens dos estudos cruzados incluem: (1) eles corroboram os achados da primeira fase do estudo reproduzindo-os na segunda fase, reforçando assim a conclusão final do estudo e (2) eles possibilitam comparações entre os grupos de forma autopareada, isto é, grupos A e B podem ser comparados contra si próprios ao final do estudo, permitindo maior homogeneidade biológica. A limitação dos estudos cruzados é a necessidade de um intervalo de *washout* entre as fases do estudo.

6. ANÁLISE DE SUBGRUPO

Análise de subgrupo corresponde à avaliação de um subgrupo particular em um estudo clínico, frequentemente motivada por um achado serendipitoso. Por exemplo, um investigador observa que determinado analgésico testado proporciona melhores resultados em pacientes idosos do que em pacientes mais jovens, decidindo, então, promover análise derivada entre ambos os subgrupos. A limitação da análise de subgrupo é a propensão à geração de erros tipo I, em razão da influência potencial de confundidores que possam ter influenciado positivamente o achado inicial.

Desenho de estudo é a combinação do nível de ciência do fármaco ou vacina testados, a referência comparativa escolhida, a alocação do sujeito de estudo e métodos de acompanhamento, duração planejada do estudo, quantidade de grupos e subgrupos escolhida e exames envolvidos, todos ajustados para responder à hipótese do investigador. Um exemplo de desenho de estudo seria um estudo randomizado, duplo-cego, cruzado e placebo-controlado.

ESTIMATIVA DE *n* E AVALIAÇÃO DE *n* DE UM ESTUDO PUBLICADO

CAPÍTULO 10

Uma das tarefas mais sensíveis em Bioestatística é determinar *n* ou o tamanho amostral. É desta forma porque, de forma ideal, um estudo clínico deveria abranger a totalidade de indivíduos no mundo portando a condição considerada, de modo a aplicar seus resultados com o maior nível possível de certeza. No entanto, assumir tal tarefa seria impossível por sua impraticabilidade e pelos riscos de erro durante a coleta e o processamento da quantidade massiva de dados que seria gerada. Portanto, um recurso conveniente seria amostrar a população, baseando-nos em *n* ideal assumido. Por meio de testes bioestatísticos apropriados, os resultados desta amostra poderiam ser extrapolados para a população em geral com razoável grau de segurança.

Apesar do fato de que não há *n* "correto" ou "incorreto", o processo de amostragem deve assegurar que a amostra é minimamente representativa da população de onde foi tirada. Para respeitar esta premissa, a amostragem deveria, de forma ideal, aderir às seguintes diretrizes.

1. FATORES QUE INFLUENCIAM A DETERMINAÇÃO DE *n*
Há dois tipos de fatores que influenciam a determinação de *n* que devem ser levados em consideração, antes de proceder sua estimativa.

1.1. Fatores Empíricos
Fatores empíricos correspondem a considerações subjetivas e logísticas ponderadas pelo investigador e o bioestatístico, sendo imprecisas em sua natureza. Os seguintes fatores geralmente são considerados:

- Dados históricos de estudos anteriores.
- Dados de estudos-piloto.
- Dados derivados de modelos experimentais.
- Tamanho do efeito (*item 1.2.2*), que pode representar uma diferença relevante de um ponto de vista clínico.
- Características biológicas da condição estudada.
- Taxa de recrutamento factível no(s) centro(s) de pesquisa.
- Tipo de estudo (por exemplo, estudos cruzados provavelmente demandariam *n* menor pelas razões relacionadas no item 5 do Capítulo 9).
- Critérios de elegibilidade (critérios mais estreitos de elegibilidade estão associados a uma população mais homogênea, provavelmente possibilitando *n* menor).
- Prevalência da condição e frequência de complicações correspondentes.
- Tempo disponível para o término de estudo.

1.2 Fatores Matemáticos

Fatores matemáticos permitem uma abordagem mais precisa para determinação de n, apesar de tal determinação ainda ser uma estimativa.

1.2.1. Poder Estatístico do Teste

Poder estatístico do teste corresponde à capacidade de um determinado teste estatístico (*Capítulo 14*) em, efetivamente, encontrar uma diferença entre dois grupos comparados. Em outras palavras, a capacidade de rejeitar H_0 (hipótese de nulidade) (*Capítulo 1*), se esta for falsa. Se o teste não for suficientemente poderoso, diferenças verdadeiramente existentes podem não ser detectadas, fazendo o investigador incorrer em um erro tipo II. Obviamente, quão menores forem as chances de uma diferença detectada representar um erro, maiores as chances de esta diferença de fato existir. Como tal, este poder poderia ser expresso em um formato probabilístico, por meio da fórmula:

$$\text{poder estatístico do teste} = 1 - \beta \qquad \text{10-1}$$

β: nível de significância estatística correspondendo ao grau mais elevado de tolerabilidade para um teste NÃO detectar uma diferença entre dois grupos comparados (0,20) (uma forma alternativa de expressar esta informação é a de que a tolerância para o erro tipo II é 20%).

Portanto, poder estatístico do teste poderia ser calculado da seguinte forma:

$$\text{poder estatístico do teste} = 1 - 0{,}20 = 0{,}80 \ (\text{ou } 80\%) \qquad \text{10-2}$$

Portanto, 80% corresponderia ao menor grau aceitável de probabilidade de um teste estatístico em encontrar diferença entre grupos de um estudo. Elevar n poderia, por si só, aumentar esta probabilidade. Em resumo, quão mais elevado n maior a probabilidade de um teste estatístico em encontrar uma diferença entre grupos e, por inferência, seu poder.

Poderíamos tornar nosso teste estatístico mais "poderoso" pelo decréscimo de β ao mesmo valor de α (0,05)? Sim, porém, se assim fizéssemos, o poder estatístico do teste elevar-se-ia até 0,95 (ou 95%), aumentando consideravelmente a dificuldade em rejeitar a hipótese de nulidade. Isto empurraria n a valores tão altos que provavelmente a maior parte dos estudos clínicos tornar-se-ia inviável.

1.2.2. Tamanho do Efeito

Tamanho do efeito corresponde à diferença entre os resultados de dois grupos. Por exemplo: uma amostra de pacientes femininas com hipertireoidismo é dividida em dois grupos, com níveis de T4 livre sendo a variável de eficácia do estudo, medida ao final do ensaio: (a) grupo A – tratado com uma droga-teste antitireoidiana (2,1 ng/dL), e (b) grupo B – tratado com uma droga referência (22,0 ng/dL). O tamanho do efeito é 19,9 ng/dL.

Há alguns fatores associados aos tamanhos do efeito que podem influenciar seu impacto sobre a determinação de n:

- **Magnitude do tamanho do efeito:** magnitude do tamanho do efeito corresponde à magnitude (ou tamanho) da diferença apresentada entre os resultados de dois grupos. Dependendo da condição estudada e dos objetivos do estudo, n adequado será necessário para proporcionar um tamanho do efeito clinicamente significativo. Em geral, quão menor a magnitude de tamanho do efeito esperada capaz de proporcionar uma diferença clinicamente significativa, maior deverá ser n, e vice-versa. Se o tamanho do efeito não corresponder a uma magnitude suficientemente capaz de proporcionar uma diferença clinicamente significativa e n pequeno for adotado, esperar-se-á que a probabilidade de um erro tipo II seja mais elevada.

- *Grau de dispersão dos resultados do estudo:* se os resultados produzidos forem excessivamente dispersos, pode-se tornar difícil detectar diferenças entre os resultados de diferentes grupos. Por exemplo: níveis séricos de troponina T (ng/mL) de um grupo de 5 sujeitos com infarto do miocárdio tratados com trombolíticos 1 hora após o início dos sintomas (grupo A) são comparados com os resultados de outro grupo de 5 sujeitos com o mesmo diagnóstico, tratados 4 horas após o início dos sintomas (grupo B) (Fig. 10-1). Observe como os resultados do grupo A são mais dispersos em comparação com os do grupo B. Sob tais circunstâncias, seria difícil atribuir a diferença detectada entre os grupos à administração precoce de trombolíticos ou à mera variabilidade de resultados. O poder do teste estaria, portanto, diminuído. Aumentar n poderia compensar por esta limitação, através da diluição desta variabilidade.
- *Direção do teste:* direção do teste refere-se a tipos de resposta que a hipótese do investigador permite. Ela pode ser de dois tipos:
  - Unilateral: somente um tipo de direção do resultado é possível. Por exemplo: poderia a profilaxia antibiótica cirúrgica diminuir a incidência de infecção pós-operatória?
  - Bilateral: duas respostas opostas são possíveis. Por exemplo: qual seria o efeito da profilaxia antibiótica cirúrgica sobre a incidência de infecção pós-operatória (a aumentaria OU a diminuiria)? Estudos bilaterais requerem n maior de forma a tornar o tamanho do efeito alcançável.

1.2.3. p

Quão menor o *cutoff* assumido para p (geralmente 0,05) for mais elevado espera-se que seja n.

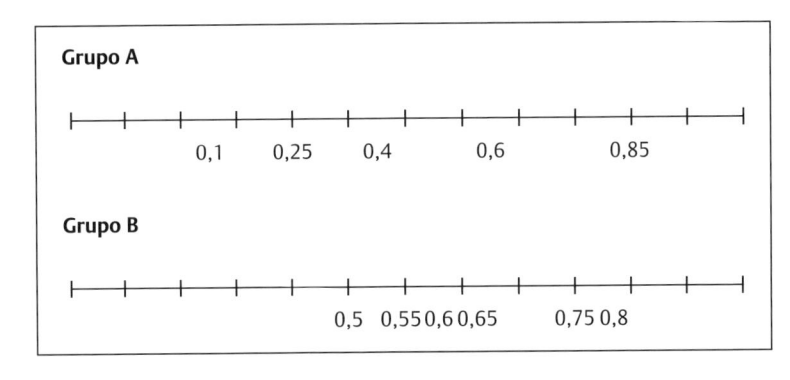

Fig. 10-1. Representação esquemática dos resultados dos níveis séricos de troponina T do grupo A e grupo B.

1.2.4. Recusas e Dropouts

Deve-se sempre considerar recusas e *dropouts* durante o processo de determinação de *n* para um estudo. *n'* correspondente é determinado por meio da fórmula.

$$n' = \frac{n}{(1-q)}$$

10-3

n' = n após considerar recusas e *dropouts*
q = proporção esperada de recusas e *dropouts*

Por exemplo: durante um planejamento de estudo, *n* de 65 é estimado e uma proporção de 10% de recusas e *dropouts* é esperada.

$$n' = \frac{65}{(1-0{,}10)} = 72$$

n' deve ser de 72 de modo que o estudo termine com 65 sujeitos.

1.2.5. Tolerabilidade de Erro de Amostragem

Quão maior for a tolerabilidade para erro (geralmente ± 5%), mais elevado deverá ser *n*.

1.2.6. N

Em geral, quão mais elevado *N*, menor a influência esperada deste sobre a estimativa de *n*. É desta forma porque pode-se assumir que em uma população grande, indivíduos amostrados podem substituir os "novos" à medida que os primeiros são selecionados. Por outro lado, esta pressuposição não pode ser assumida no caso de *N* menor.

2. CÁLCULO DE *n*

Obs.: o cálculo de *n* pode ser realizado por meio de aplicativos *on-line* amplamente disponíveis. Detalharemos aqui seu desenvolvimento da forma convencional, por propósitos didáticos.

Os seguintes métodos são aplicáveis para grupos de igual tamanho.

2.1. Para Estudos Objetivando Analisar Diferenças entre Médias

Realizado em duas etapas:

2.1.1. Determinação de Diferença Padronizada

Comparar dois tamanhos de efeitos diferentes requer considerá-los no contexto da variabilidade intrínseca da variável de eficácia estudada. Por exemplo: uma queda média de 20 UI/L de AST (*aspartate aminotransferase*) sérica, em um contexto de desvio-padrão (*Capítulo 12*) de ± 30 UI/L, é mais significativa do que uma queda média de ± 20 UI/L em um contexto de um desvio-padrão de ± 60 UI/L. A diferença padronizada é um índice que permite uma estimativa da relevância deste tipo de diferença. Ela combina a diferença-alvo – o tamanho do efeito mínimo considerado como clinicamente relevante esperado de ser encontrado no estudo planejado – e o desvio-padrão estabelecido para a variável de eficácia estudada. Obviamente, o desvio-padrão não poderia ser conhecido antes da realização do estudo. Portanto, ele deve ser determinado com base em dados históricos de estudos similares, estudos-piloto ou em bases clínicas empíricas.

CAPÍTULO 10 ▪ ESTIMATIVA DE n E AVALIAÇÃO DE n DE UM ESTUDO PUBLICADO

A diferença padronizada é determinada pela fórmula:

$$\text{diferença padronizada} = \frac{\text{diferença-alvo}}{\text{desvio-padrão}} \qquad \boxed{10\text{-}4}$$

Por exemplo: desejamos determinar a diferença padronizada para um fármaco teste anti-hipertensivo, considerando uma pressão arterial de 15 mmHg como a diferença-alvo em um contexto de desvio-padrão de ± 25 mmHg.

$$\text{diferença padronizada} = \frac{15}{25} = \mathbf{0{,}6}$$

2.1.2. Determinação de n Propriamente Dito
- Através da aplicação de um nomograma de tamanho amostral: poder do teste, diferença padronizada e o nível de significância estatística escolhido, são aplicados a um nomograma de tamanho amostral. Aplicando o exemplo acima (Fig. 10-2):
  - Poder do teste = 80% (ou 0,80).
  - Diferença padronizada = 0,6.
  - $p = 0{,}05$.

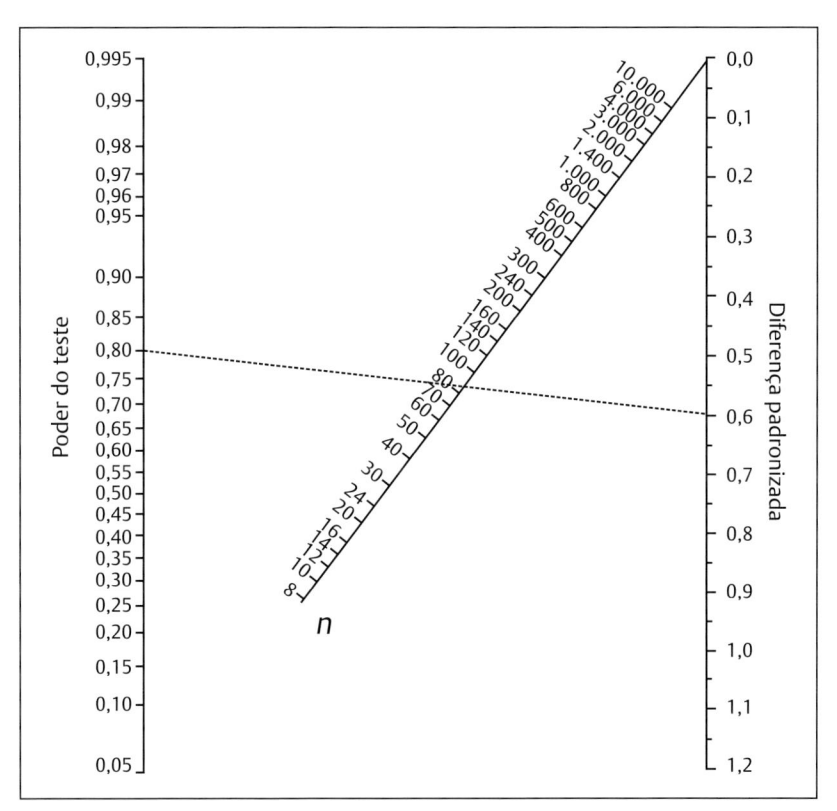

Fig. 10-2. Nomograma de tamanho amostral ajustado para $p < 0{,}05$.

n seria de aproximadamente 80 (40 indivíduos para cada grupo).
- Através da aplicação de uma fórmula de tamanho amostral para o cálculo de n de um grupo individual.

$$n_i = \frac{2}{d^2} \times C_{p,\,poder}$$

10-5

n_i = n de um grupo individual
d = diferença padronizada
$C_{p,\,poder}$ = constante definida através de p e do poder de teste

$C_{p,\,poder}$ pode ser determinada de acordo com o Quadro 10-1.

Quadro 10-1. Determinação de $C_{p,\,poder}$ Segundo Poder do Teste e p

p	Poder do teste			
	50	80	90	95
0,05	3,8	7,9	10,5	13,0

$$n_i = \frac{2}{0,6^2} \times 7,9 = \mathbf{44}$$

n_i seria 44 (portanto, n seria 88).

Obs.: o nomograma de tamanho amostral e a fórmula de tamanho amostral não necessariamente proporcionam, de forma exata, os mesmos valores, assumindo que o objetivo de ambos é fornecer **estimativas** de n.

2.2. Para Estudos Objetivando Analisar Diferenças entre Proporções

Por exemplo: de acordo com dados históricos e empíricos, inferimos que a taxa de sobrevida em um ano esperada para mesotelioma de pleura tratado com esquema de cisplatina e gencitabina é de 42%, contra uma taxa de 32% com um esquema de oxaliplatina e raltitrexed. Desejamos estimar n para desenvolver um estudo formal acerca deste tema, comparando o grupo A (cisplatina e gencitamina) ao grupo B (oxaliplatina e raltitrexed). Esta estimativa pode ser realizada de duas formas:

2.2.1. Determinação da Diferença Padronizada

A diferença padronizada é determinada por meio da fórmula:

$$\text{diferença padronizada} = \frac{p_A - p_B}{\sqrt{p'(1 - p')}}$$

10-6

p_A = proporção do grupo A
p_B = proporção do grupo B
p' = média aritmética de $(p_A + p_B)$

$$\text{diferença padronizada} = \frac{0,42 - 0,32}{\sqrt{0,37(1 - 0,37)}} = \mathbf{0,2}$$

2.2.2. Determinação de n Propriamente Dito
- Através da aplicação de um nomograma de tamanho amostral: poder do teste, diferença padronizada e o nível de significância estatística escolhido são aplicados ao nomograma de tamanho amostral. Aplicando o exemplo acima (Fig. 10-3):
  - poder do teste = 80% (ou 0,80).
  - diferença padronizada = 0,20.
  - $p = 0,05$.
  n seria 800 (400 sujeitos para cada grupo).
- Através da aplicação de uma fórmula de tamanho amostral para o cálculo de n de um grupo individual.

$$n_i = \frac{[p_A(1 - p_A) + p_B(1 - p_B)]}{(p_A - p_B)^2} \times C_{p,\,poder} \qquad 10\text{-}7$$

n_i = n de um grupo individual
p_A = proporção do grupo A
p_B = proporção do grupo B
$C_{p,\,poder}$ = constante definida por p e pelo poder do teste

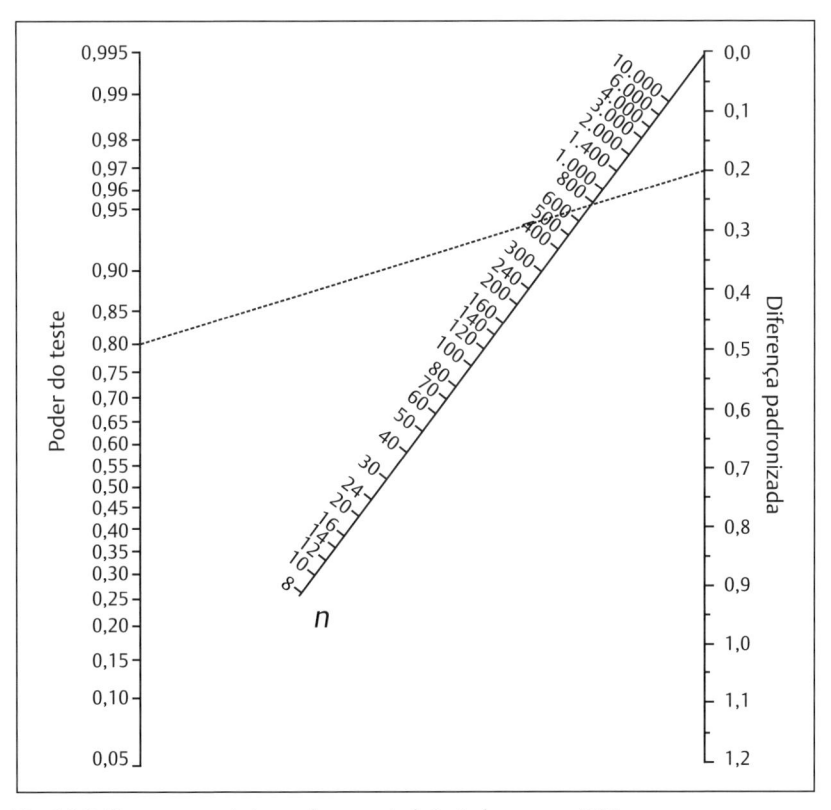

Fig. 10-3. Nomograma de tamanho amostral ajustado para $p < 0,05$.

$C_{p,\,poder}$ pode ser determinada por meio do Quadro 10-1:

$$n_i = \frac{[0{,}42(1-0{,}42) + 0{,}32(1-0{,}32)]}{(0{,}42-0{,}32)^2} \times 7{,}9 = 356$$

n_i seria 356 (portanto, n seria 712).

Obs.: o nomograma de tamanho amostral e a fórmula de tamanho amostral não necessariamente proporcionam, de forma exata, os mesmos valores, assumindo que seu objetivo é fornecer **estimativas** de n.

Os valores acima exemplificados não representam absolutamente n "correto" para se atingir resultados confiáveis em estudos clínicos, porém, uma aproximação apenas. Por exemplo: se n de 90 for estimado, é permissível descartar a necessidade de n de 600, mas não de n de 100. Arredondamentos também são possíveis, por exemplo, de n estimado de 178 para n de 180.

3. AVALIANDO n DE UM ESTUDO PUBLICADO

É possível estimar indiretamente se n de um estudo publicado foi adequado para atingir o objetivo de um estudo pela estimativa do poder do teste respectivo, baseando-nos no seguinte raciocínio: se para determinar n primeiro tivemos de escolher o poder do teste e então encontrar a diferença padronizada, agora, para determinar o poder do teste, devemos, primeiramente, encontrar a diferença padronizada – de acordo com os resultados do estudo publicado –, então aplicá-la, e o nível de significância estatística e n escolhidos no estudo publicado, ao nomograma de tamanho amostral.

Obs.: os seguintes métodos são aplicáveis para grupos de igual tamanho.

3.1. Estudos que Analisaram Diferenças entre Médias

Por exemplo: em um estudo com n de 200 sujeitos com DPOC (doença pulmonar obstrutiva crônica), 95 pacientes foram randomizados entre o grupo A (broncodilatadores + O_2 nasal) e o grupo B (broncodilatadores somente) para comparar pO_2 arterial com cada modalidade. O nível de significância estatística foi 0,05. pO_2 arterial média no grupo A foi 95 mmHg e pO_2 arterial média no grupo B foi 93 mmHg, isto é, uma diferença de 2 mmHg. De acordo com dados da literatura, o desvio-padrão para pO_2 arterial em pacientes com DPOC tratados somente com broncodilatadores é ± 5 mmHg. A diferença padronizada é determinada de acordo com a Fórmula 10-4.

$$\text{diferença padronizada} = \frac{\text{diferença-alvo}}{\text{desvio-padrão}} = \frac{2}{5} = 0{,}4$$

Aplicando os dados ao nomograma de tamanho amostral (Fig. 10-4), podemos verificar que o poder do teste aplicado a este estudo publicado foi 0,80 e que para encontrar uma diferença de 2 mmHg sob um poder do teste de 0,80, n de aproximadamente 200 teria sido necessário.

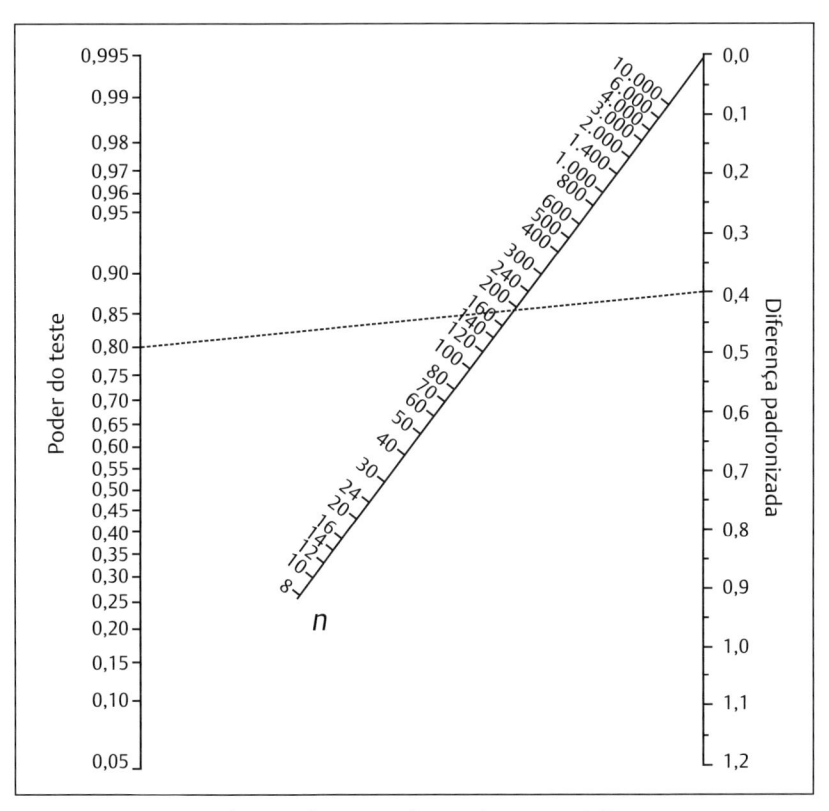

Fig. 10-4. Nomograma de tamanho amostral ajustado para $p < 0{,}05$.

3.2. Estudos que Analisaram Diferenças entre Proporções

Por exemplo: em um estudo com n de 390 sujeitos com osteoartrite de joelho bilateral moderada, 189 pacientes foram randomizados para o grupo A (fisioterapia) e 201 para o grupo B (um fármaco lentamente modificador da osteoartrite) para comparar a melhora da dor com cada modalidade. O nível de significância estatística escolhido foi 0,05. Trinta e oito porcento dos sujeitos apresentaram melhora da dor no grupo A, contra 29% no grupo B, ou seja, uma diferença de 9%. A diferença padronizada é calculada de acordo com a Fórmula 10-6.

$$\text{diferença padronizada} = \frac{p_A - p_B}{\sqrt{p'(1-p')}} = \frac{0{,}38 - 0{,}29}{\sqrt{0{,}33(1-0{,}33)}} = 0{,}20$$

Aplicando os dados ao nomograma de tamanho amostral (Fig. 10-5), podemos verificar que o poder do teste aplicado a este estudo publicado teria sido aproximadamente 0,55 (linha contínua) e que para encontrar uma diferença de 9% sob um poder do teste de 0,80, n de aproximadamente 800 teria sido necessário (linha pontilhada).

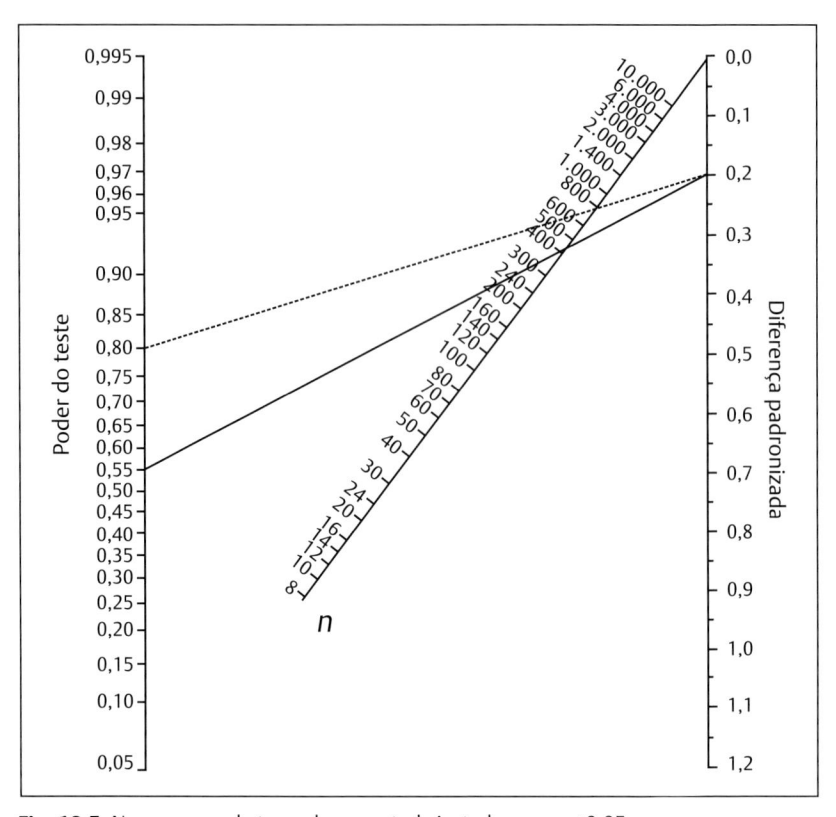

Fig. 10-5. Nomograma de tamanho amostral ajustado para $p < 0{,}05$.

ORGANIZAÇÃO DE VARIÁVEIS E VARIÁVEIS DE EFICÁCIA

O termo "variável" refere-se a qualquer parâmetro que varia e que pode ser medido (por exemplo: níveis séricos de potássio, altura, amplitude do complexo QRS etc.). Variáveis de eficácia são variáveis preditivas escolhidas como parâmetros de comparação e que têm a finalidade de determinar o desfecho entre os grupos de um estudo clínico. Tanto variáveis quanto variáveis de eficácia são alguns dos elementos que determinam o modelo bioestatístico a ser adotado. Variáveis podem ser classificadas da seguinte forma:

1. VARIÁVEIS QUALITATIVAS
Variáveis qualitativas não permitem a atribuição direta de valores numéricos absolutos. Um valor atribuído não pode, em princípio, ser superior ou inferior em relação ao outro.

1.1. Categóricas
Variáveis categóricas (nominais) expressam características mais do que valores numéricos e não permitem ordenamento (por exemplo: cor dos olhos ou tipo de sensação de dor). Não obstante, de modo a tornar a testagem estatística possível, o bioestatístico necessitará atribuir às mesmas valores numéricos, por meio de ferramentas apropriadas:

- *Variáveis dicotômicas:* admitem duas categorias mutuamente excludentes (por exemplo: sim ou não, homem ou mulher, vida ou morte).
- *Variáveis não dicotômicas:* admitem duas ou mais categorias não mutuamente excludentes (por exemplo: fratura simples, cominutiva ou aberta; exposição solar breve, moderada ou prolongada).

Espera-se que seja atribuído um valor numérico a cada categoria da variável categórica.

1.2. Ordinais
No âmbito das variáveis ordinais, o ordenamento é admissível apesar de os tamanhos de intervalo entre as ordens não serem quantificáveis [por exemplo: intensidade de edema (discreto, moderado, severo), nível social (elevado, médio, baixo)]. Alternativamente, as categorias podem ser substituídas por ranqueamentos com o objetivo de facilitar a testagem da hipótese (*Capítulo 14*). Deve-se estar ciente de que tanto os resultados como a interpretação de testes bioestatísticos levarão, inevitavelmente, a algum grau de imprecisão, assumindo que a categorização inicial foi elaborada em base subjetiva.

2. VARIÁVEIS QUANTITATIVAS

No âmbito das variáveis quantitativas, os valores são numericamente expressos e os intervalos entre estes valores são iguais (por exemplo: pressão intracraniana, temperatura corporal, número de células/mm^3). Detalhamos aqui dois tipos de variáveis quantitativas:

- *Discretas:* no âmbito de variáveis discretas (i. e., individuais, únicas), somente valores inteiros são admissíveis (por exemplo: número de gravidezes ou episódios de convulsão). Variáveis discretas geralmente estão associadas à contagem de eventos.
- *Contínuas:* (intervalares) referem-se a valores inteiros, bem como suas frações [por exemplo: idade (um ano e três meses), peso corporal (48,2 kg)]. Variáveis contínuas geralmente estão associadas a algum procedimento de mensuração.

Após a coleta de dados, os valores das variáveis serão tabulados de acordo com o desenho de estudo. As tabelas de pesquisa clínica são estruturadas como linhas, colunas, blocos e repetições (observações), que correspondem aos sujeitos individuais. Um exemplo encontra-se no Quadro 11-1.

A tabulação será o primeiro passo para definir o **padrão de distribuição** das variáveis coletadas: **normal** ou **não normal** (*Capítulo 13*). Este será um passo definidor no que concerne à seleção de um dos principais grupos de testes bioestatísticos a ser aplicado: **paramétrico** (envolve distribuição normal) ou **não paramétrico** (envolve distribuição não normal). O melhor teste estatístico para determinar se $p < \alpha$ será selecionado com base nesta escolha.

Quadro 11-1. Estudo de Eficácia Placebo-Controlado sobre um Hipoglicemiante Oral

Grupos tratados	Medicações testadas					
	Hipoglicemiante oral			Placebo		
Grupo terapêutico	Glicose sérica de jejum (mg/dL)					
Sujeito 1	102	101	98	134	130	221
Sujeito 2	95	122	130	131	128	150
Sujeito 3	109	115	191	409	199	199
Sujeito 4	99	100	110	97	333	161
Sujeito 5	77	101	100	102	155	320
Grupo placebo	Glicose sérica de jejum (mg/dL)					
Sujeito 1	99	100	110	131	128	150
Sujeito 2	102	101	98	102	155	320
Sujeito 3	77	101	100	97	333	161
Sujeito 4	95	122	130	409	199	199
Sujeito 5	109	115	191	134	130	221

MEDIDAS PARA A EXPRESSÃO DE RESULTADOS DE ESTUDO CLÍNICO

Como visto anteriormente, a distribuição da frequência de dados de um estudo pode ser tabulada. Não obstante, como não seria prático expressar os resultados de um estudo desta maneira, medidas sumarizantes específicas geralmente são adotadas. Assumindo que os dados gerados por estudos com distribuição normal de dados (*Capítulo 13*) tendem a se concentrar em torno de uma média e, a partir daí, tendem a se dispersar bidirecionalmente, podemos propor dois tipos principais de medidas sumarizantes: medidas de **tendência central** e de **dispersão**. Ambas serão úteis no aspecto sumarizante de dados do estudo, tanto quanto o serão na caracterização das qualidades biológicas da amostra estudada.

Convencionalmente, os símbolos utilizados para expressar algumas das medidas de tendência central e de dispersão são expressos em caracteres específicos, tanto para populações quanto para amostras: (1) μ (pronunciado como "mi"), média para população, (2) σ (sigma), desvio-padrão para população, (3) $\bar{x}$ (pronunciado como x barra), para amostras e (4) S, desvio-padrão para amostras.

1. MEDIDAS DE TENDÊNCIA CENTRAL

1.1. Média

Média (média aritmética) ($\bar{x}$ ou μ) é a medida que melhor representa a centralidade de uma população ou amostra. Esta proximidade é diretamente proporcional aos seguintes parâmetros: (1) N ou n, respectivamente, (2) homogeneidade de distribuição de dados e (3) número de observações. É uma medida útil para variáveis contínuas. Por exemplo: os resultados dos níveis séricos de colesterol total de uma amostra de 10 pacientes, estão detalhados no Quadro 12-1 para determinação da sua média.

Quadro 12-1. Resultados de Níveis Séricos de Colesterol Total em uma Amostra de 10 Pacientes

Pacientes	Níveis séricos de colesterol total (mg/dL)
Paciente 1	241
Paciente 2	190
Paciente 3	202
Paciente 4	210
Paciente 5	299
Paciente 6	256
Paciente 7	249
Paciente 8	184
Paciente 9	213
Paciente 10	236

A fórmula para cálculo da média é:

$$\bar{x} = \frac{\sum x_i}{n}$$

12-1

∑ = soma
x_i = resultado da variável individual
n = número de indivíduos

$$\bar{x} = \frac{241 + 190 + 202 + 210 + 299 + 256 + 249 + 184 + 213 + 236}{10} = 228 \text{ mg/dL}$$

Uma limitação da média é a de que *outliers* podem desviá-la, significativamente, do valor que sumariza a amostra ou população. Observe um segundo exemplo com base na mesma amostra, aonde dois *outliers* substituem os valores dos pacientes 1 e 6 (Quadro 12-2).

1.2. Mediana

Se os valores de uma variável de uma população ou amostra forem dispostos em ordem crescente, então a mediana corresponderá ao valor a partir do qual metade dos valores está localizada acima e a outra metade abaixo daquele valor. Por exemplo: uma amostra de 11 crianças em idade pré-escolar com diagnóstico de meningite por *Haemophilus influenzae* foi submetida à punção lombar para contagem leucocitária no liquor (Quadro 12-3).

Os resultados das leucometrias estão exibidos em ordem crescente (Fig. 12-1).

A mediana é 4.500, assumindo que há 5 valores acima e 5 abaixo deste valor. As vantagens da mediana são: (1) ela é relativamente protegida contra *outliers* (por exemplo: se o valor do paciente 9 for 100.000 leucócitos/mm³ em vez de 5.500, a mediana ainda per-

Quadro 12-2. Resultados dos Níveis Séricos de Colesterol Total com Dois *Outliers* (em Negrito) ($\bar{x}$ = 238)

Pacientes	Níveis séricos de colesterol total (mg/dL)
Paciente 1	**110**
Paciente 2	190
Paciente 3	202
Paciente 4	210
Paciente 5	299
Paciente 6	**492**
Paciente 7	249
Paciente 8	184
Paciente 9	213
Paciente 10	236

Quadro 12-3. Resultados de uma Contagem Leucocitária no Liquor em uma Amostra de 11 Crianças em Idade Pré-escolar

Pacientes	Leucometria (mm³)
Paciente 1	4.600
Paciente 2	4.000
Paciente 3	4.600
Paciente 4	3.500
Paciente 5	5.000
Paciente 6	4.250
Paciente 7	4.550
Paciente 8	4.500
Paciente 9	5.500
Paciente 10	3.600
Paciente 11	4.200

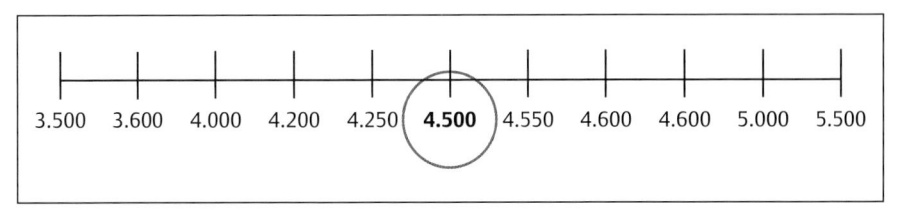

```
| 3.500 | 3.600 | 4.000 | 4.200 | 4.250 | (4.500) | 4.550 | 4.600 | 4.600 | 5.000 | 5.500 |
```

Fig. 12-1. Representação esquemática do ordenamento das leucometrias do Quadro 12-3.

maneceria 4.500), (2) é útil para observações com uma distribuição não normal (*Capítulo 13*), por razões similares e (3) é aplicável tanto para variáveis discretas quanto ordinais. Baixa manipulabilidade matemática é sua limitação. Para amostras com um número par de indivíduos, a mediana corresponderá à média dos dois valores centrais.

1.3. Moda
A moda corresponde ao valor com o maior número de observações em uma população ou amostra. No exemplo do item 1.2, a moda seria 4.600. Assumindo-se que possa haver mais de um valor mais frequentemente observado, pode haver mais de uma moda. Correspondentemente, se não houver valores com duas ou mais repetições, não haverá moda. É uma medida útil para variáveis qualitativas. A moda é uma medida de posição mais do que uma medida de tendência central, assumindo o fato de que ela indica o ponto onde o maior número de observações está concentrado, que não será, necessariamente, localizado centralmente.

2. MEDIDAS DE DISPERSÃO
2.1. Amplitude
A amplitude corresponde à diferença entre o maior e o menor valor em uma população ou amostra. No exemplo do Quadro 12-1, a amplitude seria 114 mg/dL. A amplitude não proporciona informações acerca da dispersão de dados tampouco robustez contra *outliers*.

2.2. Variância e Desvio-Padrão
Como observado no item 1.1, quão mais dispersos os dados de uma população ou amostra menor será a homogeneidade esperada, de um ponto de vista biológico. Uma maneira de medir esta dispersividade é calcular sua média e, então, determinar a diferença (**desvio**) entre cada um de seus dados pontuais e a média. Verifiquemos novamente o exemplo do item 1.1 (Quadro 12-1). Sua média é 228 e os desvios estão detalhados no Quadro 12-4.

Não obstante, obter simplesmente os desvios de uma amostra não seria o suficiente para medir seu grau de dispersão. Para inferi-lo, deve-se determinar a **variância** (σ^2 para populações, S^2 para amostras) –, uma medida que condensa todos os desvios individuais de tal forma que, seja somando-a ou subtraindo-a da média, obteríamos a faixa dentro da qual a maior parte dos dados tenderia a se concentrar e fora da qual os dados

Quadro 12-4. Resultados de Desvios da Média do Quadro 12-1

Pacientes	Desvios
Paciente 1	241 - 228 = **13**
Paciente 2	190 - 228 = **-38**
Paciente 3	202 - 228 = **-26**
Paciente 4	210 - 228 = **-18**
Paciente 5	299 - 228 = **71**
Paciente 6	256 - 228 = **28**
Paciente 7	249 - 228 = **21**
Paciente 8	184 - 228 = **-44**
Paciente 9	213 - 228 = **-15**
Paciente 10	236 - 228 = **8**

restantes tenderiam a se dispersar. A variância é determinada por meio das seguintes fórmulas para populações e amostras, respectivamente.

$$\sigma^2 = \frac{\sum(x_i - \bar{x})^2}{N}$$

12-2

$$S^2 = \frac{\sum(x_i - \bar{x})^2}{n - 1}$$

12-3

x_i = resultado de variável individual
$\bar{x}$ = média
N e n = número de indivíduos

A razão pela qual os desvios são elevados ao quadrado é que, fosse de outra forma, sua soma seria igual a zero em razão da compensação mútua entre desvios positivos e negativos [Quadro 12-4: 13 + (-38) + (-26) + (-18) + 71 + 28 + 21 + (-44) + (-15) + 8 = **0**]. Um numerador igual a zero, obviamente, tornaria as equações acima inviáveis. Ao elevar os desvios ao quadrado, eles assumem valores positivos permitindo assim o cálculo. Entretanto, seguir tal procedimento cria uma nova unidade (mg/dL^2), diferente daquela original (mg/dL), gerando incongruências de interpretação. Não obstante, isto pode ser corrigido calculando-se o **desvio-padrão** ("padrão" significando representativo). O desvio-padrão é determinado por meio das seguintes fórmulas para populações e amostras, respectivamente.

$$\sigma = \sqrt{\sigma^2}$$

12-4

$$S = \sqrt{s^2}$$

12-5

Portanto, o desvio-padrão nada mais é do que a raiz quadrada da variância. Utilizemos o exemplo anterior para calcular seu desvio-padrão.

$$S^2 = \frac{(13)^2 + (-38)^2 + (-26)^2 + (-18)^2 + (71)^2 + (28)^2 + (21)^2 + (-44)^2 + (-15)^2 + (8)^2}{10 - 1} = 1.233 \text{ mg/dL}^2$$

$$S = \sqrt{1.233} = 35 \text{ mg/dL}$$

Se subtrairmos 35 de 228 (228 - 35 = 193) e somarmos 35 a 228 (228 + 35 = 263), um intervalo representativo da dispersibilidade desta amostra (193 a 263) poderá ser identificado, esperando-se que a maior parte de seus dados se concentre dentro do mesmo. Uma forma alternativa de expressar este intervalo é 228 ± 35.*

O conceito de desvio-padrão também pode ser esquematicamente representado. Observe a escala da Figura 12-2 e observe a tendência de valores individuais em direção à média.

Classificar a dispersividade expressa por um desvio-padrão, como estreita ou larga, pode depender tanto da interpretação do investigador quanto do coeficiente de variação (*item 2.3*). Em geral, quão mais estreito o desvio-padrão for, mais homogênea se espera que a população ou a amostra venha a ser.

2.3. Coeficiente de Variação

O desvio-padrão em si não informa acerca da magnitude relativa dos dados da população ou amostra. Por exemplo: um desvio-padrão de ± 2 tem diferentes significados em uma amostra de 10 e em uma amostra de 100 indivíduos. Portanto, de forma a tornar viáveis inferências acerca de seu significado relativo, será necessário quantificá-lo como uma representação percentual de dispersão – o coeficiente de variação (CV). Ele será determinado por meio das seguintes fórmulas para populações e amostras, respectivamente.

$$CV = \frac{\sigma}{\bar{x}} \times 100\% \qquad \boxed{12\text{-}6}$$

$$CV = \frac{S}{\bar{x}} \times 100\% \qquad \boxed{12\text{-}7}$$

σ = desvio-padrão (população)
S = desvio-padrão (amostra)
$\bar{x}$ = média

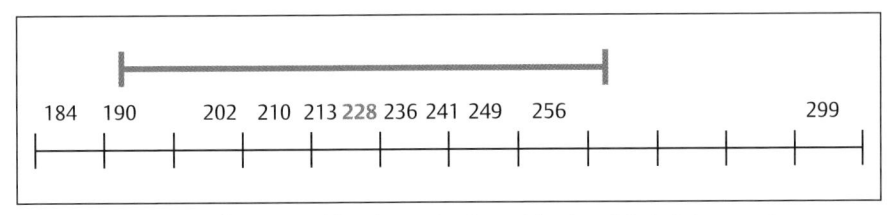

Fig. 12-2. Representação esquemática de um desvio-padrão da média (a linha superior representa a faixa de desvio-padrão).

---

* De uma perspectiva estritamente algébrica, tanto a variância quanto o desvio-padrão somente podem ser expressos como valores positivos; não obstante, expressaremos ambos também como valores negativos, por propósitos didáticos.

Por convenção, os seguintes valores de CV são adotados: (1) < 15%, baixa dispersão, (2) 15 < CV < 30%, média dispersão e (3) > 30%, alta dispersão. O CV possibilita três tipos de análise:

- *Estimativa de dispersão de uma população ou amostra:* por exemplo, em uma amostra de pacientes com hepatite crônica persistente, aprendemos que a média dos níveis de bilirrubina total sérica é de 16 mg/dL e o desvio-padrão ± 3 mg/dL. Três é 19% de 16, portanto, o CV é 19%.
- *Dispersão comparativa de amostras diferentes:* por exemplo, em uma amostra de pacientes com hepatite crônica persistente, aprendemos que a média dos níveis de bilirrubina total sérica é de 16 mg/dL e o desvio-padrão ± 3 mg/dL, portanto, o CV é 19%. Em outra amostra com a mesma condição, a média dos níveis de bilirrubina total sérica é de 16 mg/dL e o desvio-padrão ± 5 mg/dL, portanto, o CV é 31%. Sendo assim, apesar de ambas as amostras apresentarem a mesma média, seus CVs sugerem que elas não evoluem de forma similar.
- *Dispersão comparativa de variáveis de naturezas diferentes na mesma amostra:* por exemplo, na mesma amostra, temos indivíduos com sobrepeso e resistência periférica à insulina, peso corporal médio de 90 ± 15 kg e níveis médios de insulina sérica de jejum de 82 ± 19 mg/dL. Os CVs de peso corporal e de níveis de insulina sérica de jejum são 16 e 21%, respectivamente. Observamos que os CVs de ambas as variáveis são diferentes, o que sugere que esta amostra é mais uniforme para peso corporal do que para níveis de insulina sérica de jejum.

2.4. Erro Padrão da Média

Em itens anteriores, estudamos a média e o desvio-padrão de uma amostra, bem como seu significado. Não obstante, também devemos levar em consideração que a amostra estudada foi extraída de uma população geral e que estas estatísticas também podem apresentar alguma variabilidade em relação à média e o desvio-padrão da população geral e das demais amostras (Fig. 12-3).

De fato, estas amostras compartilham características similares, assumindo que se originam da mesma fonte. Por outro lado, elas podem apresentar diferentes medidas de tendência central e de dispersão entre si, em razão da variabilidade de n e a aleatoriedade. Portanto, é necessário conhecer seu **erro**, isto é, quanto seus desvios-padrão teriam sido

POPULAÇÃO GERAL
$\mu = 40$
$\sigma = \pm 1$

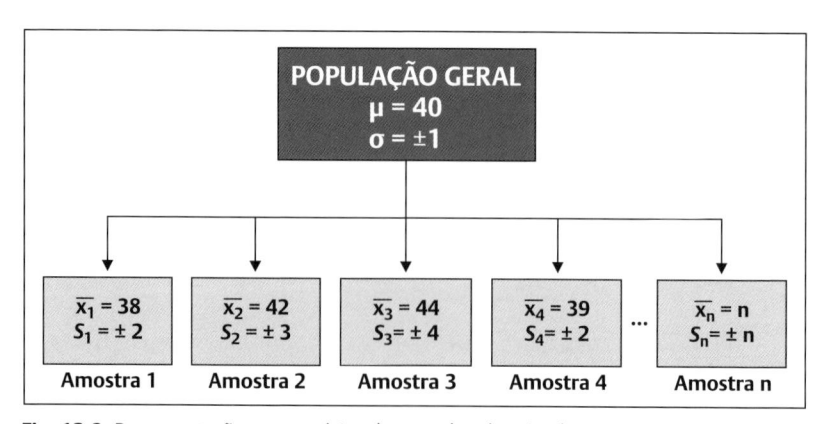

$\bar{x}_1 = 38$	$\bar{x}_2 = 42$	$\bar{x}_3 = 44$	$\bar{x}_4 = 39$	...	$\bar{x}_n = n$
$S_1 = \pm 2$	$S_2 = \pm 3$	$S_3 = \pm 4$	$S_4 = \pm 2$		$S_n = \pm n$
Amostra 1	Amostra 2	Amostra 3	Amostra 4		Amostra n

Fig. 12-3. Representação esquemática de uma distribuição de amostra (*Capítulo 15*) mostrando a relação entre população geral e amostras com estatísticas exemplificantes.

CAPÍTULO 12 ▪ MEDIDAS PARA A EXPRESSÃO DE RESULTADOS DE ESTUDO CLÍNICO 89

"encurvados" pelo seu *n*, antes de fazer inferências comparativas entre medidas de tendência central e de dispersão de duas amostras e aquelas da população geral, bem como aquelas de outras amostras. Isto pode ser obtido por meio da medida de dispersão denominada **erro padrão da média**, calculada por meio das seguintes fórmulas para populações e amostras, respectivamente.

$$\sigma_\mu = \frac{\sigma}{\sqrt{N}} \qquad \text{12-8}$$

σ = desvio-padrão da população
N = número de indivíduos na população

$$S_{\bar{x}} = \frac{S}{\sqrt{n}} \qquad \text{12-9}$$

S = desvio-padrão da amostra
n = número de indivíduos por amostra

Observe o exemplo (Quadro 12-5):

Quadro 12-5. *n* e Desvios-Padrão de uma População Geral Hipotética e Amostras Respectivas

	N/n	σ/S
População geral	150	3
Amostra 1	50	5
Amostra 2	20	2

$$S_{\bar{x}} = \frac{5}{7} = 0,71 \text{ (Amostra 1)} \qquad S_{\bar{x}} = \frac{2}{4,4} = 0,45 \text{ (Amostra 2)} \qquad \sigma_\mu = \frac{3}{12,2} = 0,24$$

Estes valores sugerem que, sempre que fizermos inferências comparativas, devemos levar em consideração que o **erro padrão da média** da população em geral tenderá a ser mais estreito do que o das amostras respectivas.

3. MEDIDAS DE POSIÇÃO: O QUARTIL

O quartil pode ser considerado como uma extensão do conceito de mediana: enquanto a última divide a amostra ou população em duas metades iguais de observações com base em um valor central, no quartil mais divisões de mesma extensão são acrescidas, formando novas faixas contendo um número determinado de observações. Portanto, o quartil corresponde a uma forma de dividir uma amostra em faixas de frequência iguais, geradas pelas variáveis medidas. Os quartis objetivam: (1) possibilitar um meio padronizado de posição de um indivíduo dentro de uma amostra, consequentemente à faixa de valor correspondente; (2) determinar um intervalo estabelecido por posições extremas que abranja a maioria destes indivíduos, juntamente com faixas de variáveis relacionadas; e (3) estabelecer um intervalo de indivíduos juntamente com faixas variáveis determinadas por duas posições diferentes.

Convencionalmente, há 99 partições geradas por 100 centis. Alternativamente, o centil 10 (ou 10º centil) pode ser denominado 1º decil, por exemplo, ou o centil 25 o 1º quartil (porque corresponde a 1/4 de 100 centis). O intervalo entre o 25º e o 75º percentis corresponde ao assim chamado intervalo interquartil, que tende a concentrar a maior parte dos indivíduos de uma amostra [assumindo que estes apresentem uma distribuição normal (*Capítulo 13*)] (Fig. 12-4).

Como exemplo, exibimos os resultados de IMC (índice de massa corpórea) em uma amostra de 104 pacientes detalhados em uma tabela de distribuição de frequência (Quadro 12-6).

Desejamos saber:

- Qual faixa de IMC contém o centil do paciente 90 (ou o 90º percentil)?

Primeiramente devemos determinar quem é o paciente (elemento) que corresponde ao 90º percentil. Isto pode ser inferido por meio de uma regra de três simples.

$$E_c = i \times \frac{n}{100}$$

12-10

E_c = elemento centil (número ordinal do paciente)
i = centil proposto
n = número de indivíduos

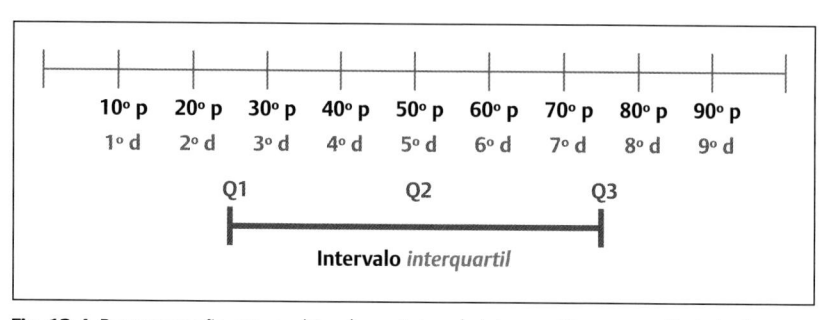

Fig. 12-4. Representação esquemática de um intervalo interquartil. p: percentil; d: decil; Q: quartil.

Quadro 12-6. Distribuição de Frequência de IMC em uma Amostra de 104 Pacientes

IMC (kg/m²)	r_j	R_j
> 16,5	3	3
16,5 - 18,5	9	12
18,5 - 25	13	25
25 - 30	17	42
30 - 35	25	67
35 - 40	28	95
> 40	9	**104**

r_j: pacientes por faixa; R_j: pacientes acumulados.

$$E_c = 90 \times \frac{104}{100} = \mathbf{94º\ elemento}$$

A coluna R_j mostra que o 94º paciente pertence à faixa de IMC de 35-40 kg/m². Portanto, 35-40 kg/m² é a faixa que contém o 90º percentil.

- Em qual faixa de IMC uma proporção significativa de pacientes (por exemplo: 90º percentil) irá ser incluída?

  De acordo com a inferência anterior, esta faixa corresponde a 35-40 kg/m². Isto poderia ser interpretado de duas formas:
  - 90% dos pacientes estudados estão incluídos dentro da faixa > 16,5 a 40 kg/m² (Fig. 12-5).
  - Um indivíduo com um IMC acima da faixa de 35-40 kg/m² (95º paciente em diante) tem um IMC maior do que 90% dos indivíduos restantes da amostra estudada.

- Dentro de qual faixa de IMC está concentrada a maior parte dos pacientes?

  Assumindo que o intervalo interquartil geralmente abrange a maior parte dos indivíduos de uma amostra, espera-se que corresponda à faixa de IMC dentro da qual a maior parte dos pacientes está concentrada. Portanto, é necessário conhecer os pacientes que correspondem aos percentis 25º e 75º.

$$E_c = i_{25} \times \frac{n}{100} = \mathbf{26º\ elemento}$$

$$E_c = i_{75} \times \frac{n}{100} = \mathbf{78º\ elemento}$$

A tabela de IMC mostra que o intervalo interquartil corresponde à faixa de 25 a 40 kg/m², à qual a maior parte dos pacientes pertence (Fig. 12-6).

Uma forma alternativa de expressar estes resultados é um diagrama *box-and-whiskers* (*box* correspondendo ao intervalo interquartil e *whiskers* à faixa completa de observações) (Fig. 12-7).

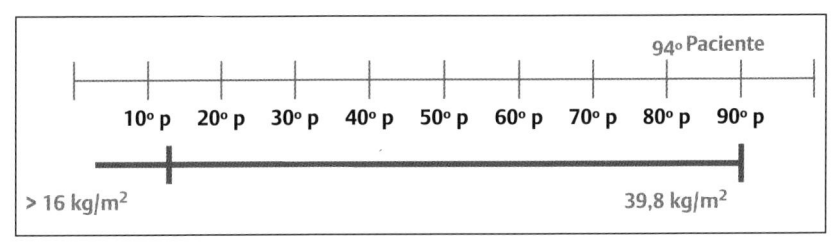

Fig. 12-5. Faixa de > 16,5 a 40 kg/m².

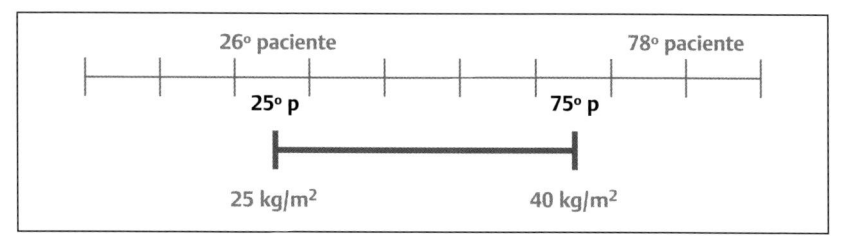

Fig. 12-6. Faixa de 25 a 40 kg/m².

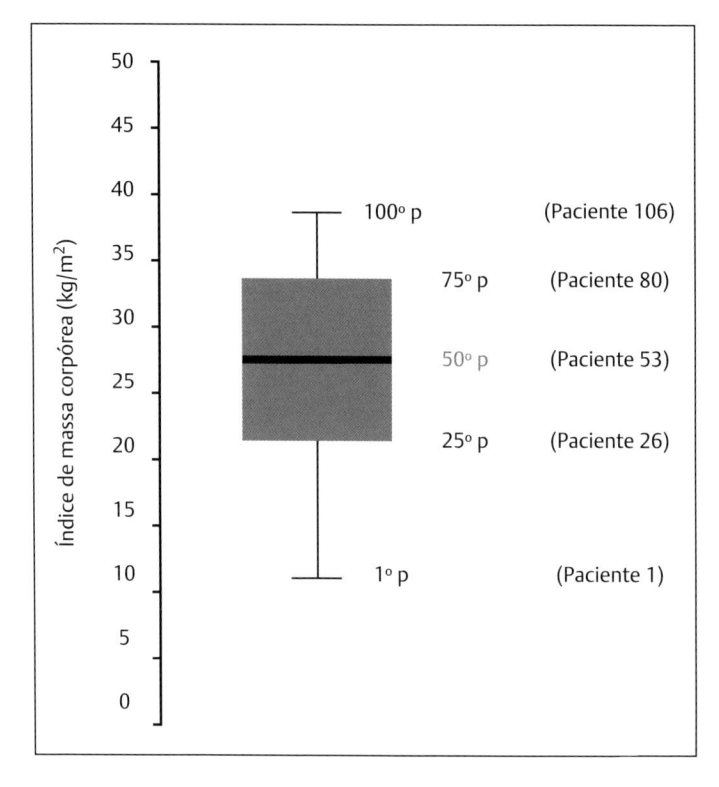

Fig. 12-7. Uma representação *box-and-whiskers* de uma distribuição de frequência de IMC.

DETERMINAÇÃO DA NORMALIDADE E DA NÃO NORMALIDADE DE DISTRIBUIÇÃO DE DADOS

CAPÍTULO 13

Em razão de sua natureza biológica, espera-se que valores coletados de uma população humana sigam um padrão de distribuição típico, caracterizado por: (1) uma média central que representa a maior parte destes valores e (2) os valores restantes, que se tornam menos frequentes à medida em que se distanciam desta média. Por exemplo: uma amostra de 100 indivíduos é estudada para determinação da sua leucometria média (Quadro 13-1).

Perceba que a mediana – 7.000 células/mm^3 – concentra a maior parte dos indivíduos e que o número de indivíduos gradualmente decresce à medida que nos distanciamos desta mediana. Este tipo de distribuição de dados é chamado **normal**, assumindo que a distribuição de dados em uma população "normal" é considerada como tal. Uma representação gráfica da distribuição de leucometrias desta amostra é representada na Figura 13-1.

Este tipo de curva simétrica gerada por uma distribuição normal, como mostrado acima, é denominada **curva normal**. A maior parte dos dados de estudos clínicos segue

Quadro 13-1. Resultados de Leucometrias em uma Amostra de 100 Indivíduos

	Leucometrias (células/mm^3)								
	2.000	3.000	4.000	5.000	7.000	9.000	10.000	11.000	12.000
Número de indivíduos	2	3	5	15	50	15	5	3	2

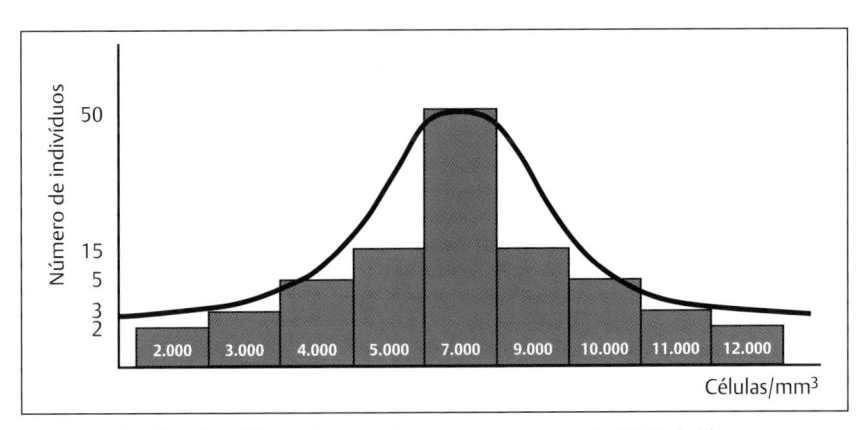

Fig. 13-1. Distribuição gráfica de leucometrias em uma amostra de 100 indivíduos.

93

um padrão de distribuição normal, assumindo que esta é a tendência "normal" de fenômenos biológicos.

Como mostrado acima, a curva normal tende a apresentar uma forma típica em sino, determinada por uma fórmula matemática (não mostrada) que inclui parâmetros de média e de desvio-padrão. Portanto, para saber se determinado padrão de distribuição é normal ou não, um passo necessário será expressar, graficamente, os dados do estudo e verificar o formato da curva que eles produzem. Para este propósito, os dados tabulados são transpostos a um padrão de distribuição gráfica convencional conhecido como **curva de Gauss**. Este recurso matemático tem as seguintes características:

- Seus valores – denominados pontuações Z – correspondem aos dados do estudo expressos como desvios-padrão (DP) e são determinados por uma fórmula matemática (*veja adiante*).
- As pontuações Z oscilam de - 3 DP a + 3 DP e são posicionadas no eixo horizontal.
- A média corresponde a uma pontuação Z de 0, com DP positivo no lado direito e DP negativo do lado esquerdo.
- Os sujeitos de pesquisa são posicionados no eixo vertical.

A fórmula de **razão crítica** é utilizada para converter os dados do estudo em pontuações Z:

$$Z = \frac{X - \mu}{\sigma}$$

13-1

$$Z = \frac{X - \bar{x}}{S}$$

13-2

X = valor da variável
μ = média (populações)
$\bar{x}$ = média (amostras)
σ = desvio-padrão (populações)
S = desvio-padrão (amostras)

A curva de Gauss (Fig. 13-2) apresenta as seguintes características que a tornam úteis em bioestatística:

- Assumindo que não seria prático expressar graficamente cada possível dado e tipos de unidade utilizados em pesquisa clínica, a curva de Gauss proveria uma padronização útil.
- A curva de Gauss facilita comparações, bem como análises estatísticas.
- A curva de Gauss reproduz, eficientemente, as características biológicas de uma população que tende a apresentar uma média espiculada ladeada por valores progressivamente dispersos (isto é, concentrados dentro de uma faixa de desvio-padrão e rarefeita fora dela).
- A curva de Gauss expressa graficamente a probabilidade de encontrar um determinado valor dentro da população ou da amostra (quão mais próximo de 0, maior esta probabilidade).

No exemplo seguinte, ilustramos como converter os resultados de um estudo em uma curva de Gauss: valores de saturação de oxigênio arterial (SO_2) de uma amostra de 16 pa-

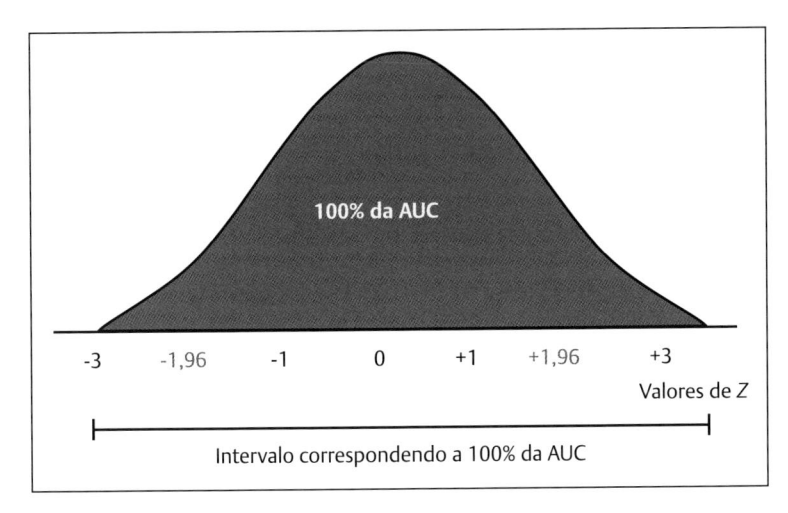

Fig. 13-2. A curva de Gauss e suas características principais (AUC – area under the curve).

cientes portadores de DPOC (doença pulmonar obstrutiva crônica), internados no CTI de um hospital de rede pública, estão detalhados no Quadro 13-2.

A média de SO_2 arterial nesta amostra é 90 e o desvio-padrão ± 1,6. A fórmula de razão crítica evidencia pontuações Z, como detalhadas no Quadro 13-3.

Quadro 13-2. Resultados de SO_2 Arterial de uma Amostra de 16 Pacientes Internados no CTI

Sujeitos	SO_2 arterial (%)
Paciente 1	90
Paciente 2	91
Paciente 3	89
Paciente 4	92
Paciente 5	88
Paciente 6	93
Paciente 7	90
Paciente 8	89
Paciente 9	91
Paciente 10	88
Paciente 11	92
Paciente 12	90
Paciente 13	89
Paciente 14	91
Paciente 15	90
Paciente 16	87

Quadro 13-3. Pontuações Z da Amostra de Pacientes Portadores de DPOC do Quadro 13-2

Sujeitos	SO_2 arterial (%)	Pontuações-Z
Paciente 1	90	0
Paciente 2	91	0,62
Paciente 3	89	- 0,62
Paciente 4	92	1,25
Paciente 5	88	- 1,25
Paciente 6	93	1,87
Paciente 7	90	0
Paciente 8	89	- 0,62
Paciente 9	91	0,62
Paciente 10	88	- 1,25
Paciente 11	92	1,25
Paciente 12	90	0
Paciente 13	89	- 0,62
Paciente 14	91	0,62
Paciente 15	90	0
Paciente 16	87	- 1,87

Segundo o tabulamento das pontuações Z de acordo com o número de sujeitos apresentando uma SO_2 específica, temos (Quadro 13-4).

Segundo a expressão gráfica das pontuações Z como uma curva de Gauss, temos (Fig. 13-3).

Este padrão de distribuição pode ser considerado normal.

Em populações do "mundo real", as curvas de distribuição normal não se apresentam tão uniformemente traçadas como no evento acima. De fato, elas geralmente mostram não uniformidades que podem mesmo gerar dúvida acerca de sua real normalidade. Infere-se, portanto, que o limite entre normalidade e não normalidade pode não ser claro, o que pode tornar a decisão correspondente um tanto subjetiva. Alguns parâmetros que podem auxiliar nesta definição são:

- Morfologia da curva (assimetrias, obliquidade e curtose).
- Proximidade em relação à média, mediana e moda (quão mais próximas entre si, mais "normal" espera-se que a curva será).
- Intervalo de confiança de 95% (*Capítulo 15*) que abranja dois desvios-padrão.
- Coeficiente de variação (*Capítulo 12*) entre 25 e 50%.

Quadro 13-4. Pontuações Z Correlacionadas com o Número de Sujeitos com uma SO_2 Arterial Específica

Número de sujeitos com SO_2 arterial específica	SO_2 arterial (%)	Pontuações Z
4	90	0
3	91	0,62
3	89	- 0,62
2	92	1,25
2	88	- 1,25
1	93	1,87
1	87	- 1,87

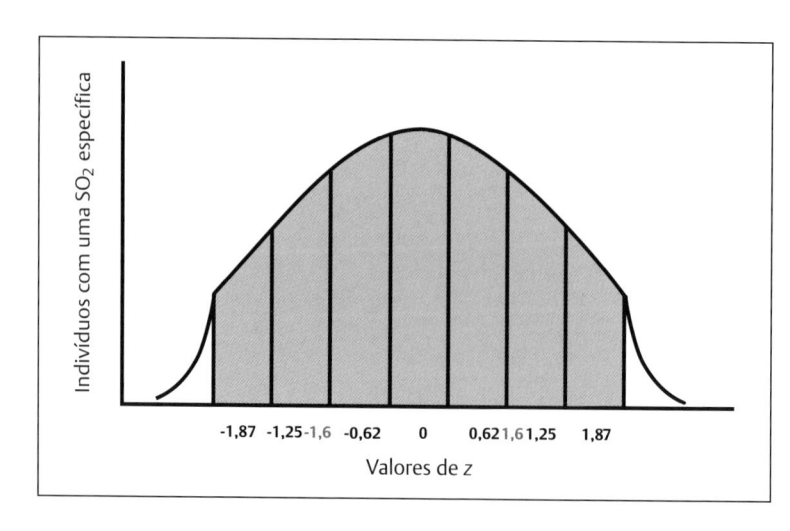

Fig. 13-3. Expressão gráfica de pontuações Z correspondendo à SO_2 arterial de uma amostra de pacientes com DPOC.

Consistência ou não consistência de dados do estudo com padrão de distribuição normal determinarão qual poderá ser o teste estatístico mais adequado para determinar p, ou se $p < \alpha$. Estes testes são representados por dois grupos principais: paramétricos (compatíveis com uma distribuição normal) e não paramétricos (compatíveis com uma distribuição não normal) (*Capítulo 14*).

TESTES DE HIPÓTESE

CAPÍTULO 14

Testes de hipótese consistem, essencialmente, em métodos por meio dos quais medidas de tendência central e de dispersão entre duas amostras* são comparadas, para testar a hipótese do investigador. Esta comparação é realizada por meio de ferramentas especiais chamadas testes estatísticos, cujo objetivo é rejeitar ou não a hipótese de nulidade – H_0 (H_0 significando que a diferença entre as medidas NÃO atinge diferença estatisticamente significativa, de acordo com um valor crítico tabulado). Neste capítulo, o tipo de medida utilizado para demonstrar o quanto alguns destes testes funcionam é a **média**.

Observação: testes de hipóteses podem ser realizados por aplicativos *on-line* amplamente disponíveis. Detalharemos aqui seu desenvolvimento do modo convencional, por propósitos didáticos.

Os parâmetros geralmente seguidos no processo de testes da hipótese são:

- Tipo de distribuição de dados do estudo:
  - Testes paramétricos: permitem uma rejeição de H_0 mais segura. São chamados "paramétricos" por serem baseados nos parâmetros gaussianos de média e desvio-padrão, dentro de um contexto de distribuição normal (*Capítulo 13*). Alguns critérios para sua aplicabilidade são: (1) as amostras devem ser independentes (*Capítulo 9*), (2) medidas de dispersão entre amostras comparadas devem ser homogêneas e (3) as variáveis devem ser quantitativas (*Capítulo 11*).
  - Testes não paramétricos: são assim denominados por não serem baseados sobre os parâmetros gaussianos de média e desvio-padrão. Estes testes são úteis quando os testes paramétricos não forem aplicáveis. São estatisticamente mais fracos e adotados nas seguintes situações: (1) distribuição de dados não normal, (2) condições diferentes prevalecendo entre indivíduos de uma mesma amostra, (3) quando medidas de dispersão entre amostras comparadas não forem homogêneas, (4) variáveis qualitativas envolvidas (especialmente variáveis ordinais) (*Capítulo 11*) e (5) n pequeno.
- Número de amostras a ser comparado: (1) comparações de uma única amostra (a amostra é comparada com a população de onde for tirada), (2) comparação entre duas amostras e (3) comparação entre três ou mais amostras.
- Graus de liberdade (v**): para calcular parâmetros estatísticos para populações ou amostras, deve-se considerar o número de variáveis individuais contido em ambas. Estas, é claro, "variam", ou seja, elas são "livres" para assumirem diferentes valores. Portanto,

---

* De fato, o teste de hipótese pode envolver comparações entre uma, duas ou mais de duas amostras. Neste Capítulo, somente testes de duas amostras serão detalhados.
** Pronuncia-se "nu".

deverá haver tantos "graus de liberdade" quanto variáveis individuais. Por exemplo: se há 10 variáveis individuais ou 10 indivíduos em uma população, há, portanto, 10 graus de liberdade na mesma. Em decorrência de conceitos matemáticos não discutidos aqui, o número de graus de liberdade coincide com N e $(n - 1)$ para populações e amostras, respectivamente. No primeiro exemplo, o número de graus de liberdade é 10. Se estas 10 variáveis individuais pertencerem a uma amostra, então, o número de graus de liberdade seria 10 - 1 = 9.

- Nível de significância estatística (α) (*Capítulo 1*): α de 0,05 é o nível de significância estatística usual adotado e geralmente é aplicado quando hipóteses unilaterais (*Capítulo 10*) são propostas. Por exemplo: desejamos verificar se a intervenção A (amostra A) ou a intervenção B (amostra B) são capazes de elevar significativamente as médias respectivas – $\bar{x}_A$ e $\bar{x}_B$ – em comparação com a média da amostra de referência - $\bar{x}_R$ (Fig. 14-1).

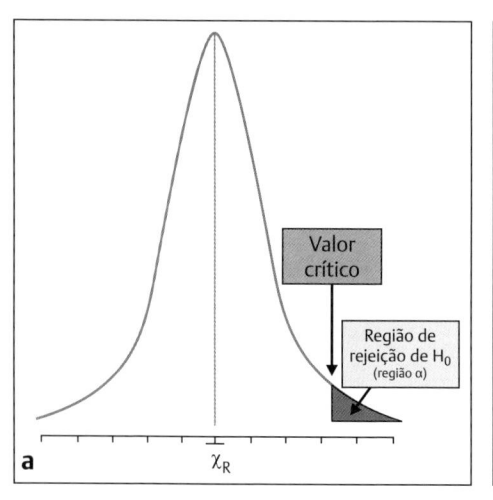

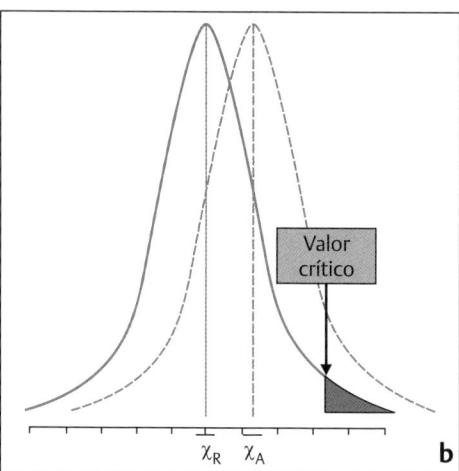

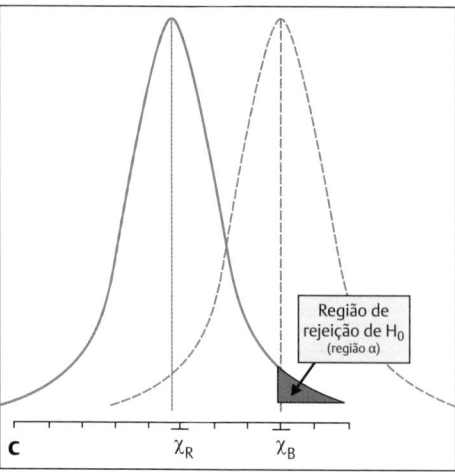

Fig. 14-1. (a) Curva correspondendo à distribuição de dados da amostra referencial e a $\bar{x}_R$. **Valor crítico** (*veja adiante*) corresponde ao *cutoff* de significância estatística convencional (0,05), além do qual $\bar{x}_A$ e/ou $\bar{x}_B$ entrariam na região de **rejeição de H$_0$ (região α)**. (b) Apesar de $\bar{x}_A$ ser superior a $\bar{x}_R$, ela não toca a linha de **valor crítico**. Portanto, NÃO se poderia rejeitar H$_0$ (ou seja, a hipótese de que NÃO há diferença significativa entre as médias da amostra referencial e da amostra A). Em outras palavras, NÃO há diferença estatisticamente significativa entre ambas. (c) $\bar{x}_B$ é superior a $\bar{x}_R$ e ela ultrapassa a linha de **valor crítico**, entrando na região de rejeição de H$_0$ (**região α**). Portanto, PODE-SE rejeitar H$_0$. Em outras palavras, HÁ uma diferença estatisticamente significativa entre ambas.

Quadro 14-1. Exemplos de Testes Estatísticos Classificados de Acordo com o Tipo de Distribuição de Dados de Estudo e Tipo de Comparação

Paramétricos		Não paramétricos	
Comparação entre duas amostras			
Independentes	Dependentes	Independentes	Dependentes
Teste t de Student	Teste t pareado de Student	Teste de Mann-Whitney Teste do χ^2*	Teste dos postos sinalizados de Wilcoxon
Comparação entre duas ou mais amostras			
Independentes	Dependentes	Independentes	Dependentes
ANOVA (análise de variância)	ANOVA	Teste do χ^2	Teste de Cochran

*Pronuncia-se "ki" ao quadrado.

A maior parte das hipóteses propostas em Ciências da Saúde deriva de resultados unilaterais (*Capítulo 10*).

- Tipo de relação entre indivíduos das amostras *(Capítulo 9)*: (1) amostras dependentes e (2) amostras independentes.
- Tipo de variáveis *(Capítulo 11)*: (1) qualitativas (categóricas ou ordinais) e (2) quantitativas (discretas ou contínuas).

Alguns tipos de teste paramétricos e não paramétricos estão exemplificados no Quadro 14-1. Alguns dos testes mais comumente aplicados serão posteriormente detalhados.

Para cada tipo de teste há uma tabela de distribuição correspondente, que geralmente associa três parâmetros: (1) *cutoff* de significância estatística, como selecionado pelo investigador (α, geralmente 0,05), (2) graus de liberdade das amostras estudadas e (3) n das amostras. Associando-os podemos encontrar o **valor crítico** contra o qual a estatística encontrada pelo teste estatístico escolhido deverá ser pareada. Se a estatística do teste for superior ao valor crítico, inferimos que $p < \alpha$ e H_0 é rejeitada. Se o oposto for inferido, então H_0 não pode ser rejeitada.

1. TESTES PARAMÉTRICOS PARA AMOSTRAS INDEPENDENTES E DEPENDENTES
1.1. Teste t de Student
O teste t de Student tem por objetivo detectar diferenças entre médias de amostras cujos dados apresentam distribuição normal. Uma estatística derivada denominada T deverá ser comparada a um valor específico em uma tabela de distribuição de t - $t_{v,\alpha}$ – para significância estatística. T é determinada pela fórmula:

$$T = \frac{\bar{x}_A - \bar{x}_B}{S_{c^2}\sqrt{\left(\dfrac{1}{n_A} + \dfrac{1}{n_B}\right)}} \qquad \boxed{14\text{-}1}$$

$\bar{x}_A$ = média da amostra A
$\bar{x}_B$ = média da amostra B
S_c^2 = variância combinada das amostras A e B (fórmula não detalhada aqui)
n_A = n da amostra A
n_B = n da amostra B

E graus de liberdade:

$$v = (n_A + n_B) - 2$$

14-2

Por exemplo: 30 pacientes com hipertrigliceridemia foram randomizados entre dois esquemas terapêuticos diferentes: (1) amostra A – 15 pacientes somente com dieta hipolipemiante e (2) amostra B – 15 pacientes com dieta hipolipemiante mais genfibrozila oral. A hipótese do investigador é: poderia a genfibrozila aumentar as propriedades diminuidoras triglicerídicas de uma dieta hipolipemiante?

- H_0: dieta mais genfibrozila NÃO reduzem os níveis séricos de triglicerídeos mais do que a dieta somente.
- H_1: dieta mais genfibrozila reduzem os níveis séricos de triglicerídeos mais do que a dieta somente.

Média e desvio-padrão de ambas as amostras são tabulados (Quadro 14-2).

Quadro 14-2. n e Estatísticas das Amostras A e B

	Amostra A	Amostra B
n	15	15
$\bar{x}$ de triglicerídeos	150	135
Desvio-padrão	33,6	32,4

T e graus de liberdade são calculados:

$$T = \frac{150 - 135}{33,06\sqrt{(0,13)}} = 1,27$$

$$v = (15 + 15) - 2 = 28$$

Uma tabela de distribuição t é consultada para obter o valor crítico correspondente a $t_{28;\,0,05}$ (parte desta tabela é mostrada no Quadro 14-3).

Quadro 14-3. Reprodução de Parte da Tabela de Distribuição t

Graus de liberdade (v)	α		
	0,025	**0,05**	0,10
25	2,060	1,708	1,316
26	2,056	1,706	1,315
27	2,052	1,703	1,314
28	2,048	**1,701**	1,313
29	2,045	1,699	1,311

Aprendemos que T = 1,27 < $t_{28, 0,05}$ = 1,701, ou seja, apesar de existir uma diferença entre níveis de triglicerídeos séricos entre estas duas amostras, ela NÃO é significativa do ponto de vista estatístico. Em outras palavras, o investigador NÃO está autorizado a rejeitar H_0.

1.2. Teste *t* de Student Pareado

O teste *t* de Student pareado objetiva detectar diferenças entre médias da mesma amostra, antes e depois de uma intervenção (amostras autopareadas). Uma estatística T derivada deverá ser comparada a um valor específico em uma tabela de distribuição t - $t_{v, \alpha}$ – para significância estatística. T é determinada pela fórmula:

$$T = \frac{\bar{d}}{\frac{S_d}{\sqrt{n}}}$$

14-3

$\bar{d}$ = diferença antes e depois entre médias
S_d = desvio-padrão da diferença (**d**) entre valores individuais
n = número amostral

E graus de liberdade:

$$v = n - 1$$

14-4

Por exemplo: a mesma amostra de 10 pacientes de emergência com insuficiência respiratória aguda sob ventilação artificial foi testada antes e após o uso de broncodilatador aerossolizado. A hipótese do investigador é: poderia um broncodilatador aerossolizado aumentar o volume corrente em uma amostra de pacientes de emergência com insuficiência respiratória aguda sob ventilação artificial?

- H_0: ventilação artificial mais broncodilatador aerossolizado NÃO aumentam o volume corrente mais do que ventilação artificial isolada, em uma mesma amostra de pacientes de emergência com insuficiência respiratória aguda.
- H_1: ventilação artificial mais broncodilatador aerossolizado aumentam o volume corrente mais do que a ventilação artificial isolada, em uma mesma amostra de pacientes de emergência com insuficiência respiratória aguda.

Os resultados estão detalhados no Quadro 14-4.

Quadro 14-4. Resultados de Volumes Corrente (em mL) antes e depois do Tratamento Testado

Paciente	Antes	Depois	d
1	620	620	0
2	710	720	-10
3	850	870	-20
4	750	765	-15
5	600	625	-25
6	550	590	-40
7	620	620	0
8	690	750	-60
9	790	810	-20
10	79	805	-15

d: diferença.

$\bar{x}$ antes = 697 $\bar{d} = 718 - 697 = 21$
$\bar{x}$ depois = 718 $S_d = 18{,}1$

$$T = \frac{21}{\frac{18{,}1}{\sqrt{10}}} = 3{,}75$$

$$v = 10 - 1 = 9$$

Uma tabela de distribuição *t* é consultada para o valor crítico correspondente a $t_{9,\,0{,}05}$. Aprendemos que T = 3,75 > $t_{9,\,0{,}05}$ = 2,262 (o valor crítico), ou seja, a diferença entre os volumes corrente antes e depois do broncodilatador aerossolizado é estatisticamente significativa. Em outras palavras, o investigador está autorizado a rejeitar H_0 com uma probabilidade de 5% de estar errado ($p_\alpha < 0{,}05$).

2. TESTES NÃO PARAMÉTRICOS

Testes não paramétricos envolvem, frequentemente, ranqueamento de valores, mais do que o valor medido propriamente dito.

2.1 Para Amostras Independentes

2.1.1. Teste de Mann-Whitney

O teste de Mann-Whitney objetiva detectar diferenças de valores de variáveis entre duas amostras por ranqueamento. Uma estatística derivada – U ou U' – deverá ser comparada a um valor específico em uma tabela de distribuição de Mann-Whitney – $U_{\alpha,\,n1,\,n2}$ ou $U_{\alpha,\,n2,\,n1}$ – para significância estatística. Se $n_1 > n_2$, então U ou U' é comparado a $U_{\alpha,\,n1,\,n2}$; se $n_2 > n_1$,

CAPÍTULO 14 ▪ TESTES DE HIPÓTESE

então contra $U_{\alpha, n2, n1}$ (obs.: comparações realizadas desta forma são aplicáveis somente em testes bilaterais). U e U' são determinadas pelas seguintes fórmulas, respectivamente:

$$U = n_1 \times n_2 + \frac{n_1 \times (n_1 + 1)}{2} - R_1 \quad \boxed{14\text{-}5}$$

$$U' = n_1 \times n_2 - U \quad \boxed{14\text{-}6}$$

n_1 = número de indivíduos na amostra 1
n_2 = número de indivíduos na amostra 2
R_1 = soma dos ranqueamentos da amostra 1

Por exemplo: 12 pacientes com dor crônica foram randomizados entre dois diferentes esquemas analgésicos: (1) amostra 1 – paracetamol e (2) amostra 2 – paracetamol e codeína. A hipótese do investigador é: poderia a codeína aumentar significativamente as propriedades analgésicas do paracetamol?

- H_0: a codeína NÃO aumenta as propriedades analgésicas de paracetamol.
- H_1: a codeína aumenta as propriedades analgésicas de paracetamol.

Os resultados estão detalhados nos Quadros 14-5 e 14-6.

Quadro 14-5. Resultados Ranqueados de Níveis de Dor para a Amostra 1, respectivamente

Pacientes da amostra 1 (n_1)	Nível de dor (EAV*)	Ranqueamentos**
1	43	11º
2	40	12º
3	50	9º
4	45	10º
5	59	7º
6	56	8º
7	79	4º
		$R_1 = 61$

*EAV (escala analógica visual - 0 a 100 mm).
**Ranqueado do valor de variável mais baixo ao mais elevado.

Quadro 14-6. Resultados Ranqueados de Níveis de Dor para a Amostra 2, respectivamente

Pacientes da amostra 2 (n_2)	Nível de dor (EAV*)	Ranqueamentos**
1	77	5º
2	60	6º
3	90	2º
4	81	3º
5	92	1º
		$R_2 = 17$

*EAV (escala analógica visual - 0 a 100 mm).
**Ranqueado do valor de variável mais baixo ao mais elevado.

$$U = 7 \times 5 + \frac{7 \times (7 + 1)}{2} - 61 = 2$$

$$U' = 7 \times 5 - 2 = 33$$

$$U_{\alpha, n_1, n_2} = U_{0,05,7,5} = 30 \text{ (valor crítico)}$$

Uma tabela de distribuição Mann-Whitney é consultada para o valor crítico correspondente a $U_{0,05,\ 7,\ 5}$. Aprendemos que $U' = 33 > U_{0,05,\ 7,\ 5} = 30$ (o valor crítico), ou seja, a diferença entre níveis de dor destas amostras é estatisticamente significativa. Em outras palavras, o investigador está autorizado a rejeitar H_0 com uma probabilidade de 5% de estar errado ($p_\alpha < 0,05$).

2.1.2. Teste do χ^2

O teste do χ^2 objetiva encontrar diferenças em taxas de evento entre duas ou mais amostras, estudadas como variáveis categóricas organizadas em uma tabela de contingência dois por dois (somente sua aplicabilidade entre duas amostras será descrita). χ^2 é determinado pela fórmula:

$$x^2 = \frac{\Sigma(\text{taxa observada} - \text{taxa esperada})^2}{\text{taxa esperada}} \quad \boxed{14\text{-}7}$$

E graus de liberdade:

$$v = (\text{número de linhas} - 1) \times (\text{número de colunas} - 1) \quad \boxed{14\text{-}8}$$

Por exemplo: 209 pacientes em primeira remissão de leucemia linfocítica aguda (LLA) foram randomizados entre dois diferentes protocolos oncoterápicos: protocolo 1 ou protocolo 2. Após um ano, as taxas de remissão e de recaída são determinadas. A hipótese do investigador é: haveria diferenças significativas entre as taxas de remissão e recaída dos protocolos 1 e 2 após um ano de tratamento?

- H_0: NÃO há diferenças significativas entre as taxas de remissão e recaída dos protocolos 1 e 2 após um ano de tratamento
- H_1: há diferenças significativas entre as taxas de remissão e recaída dos protocolos 1 e 2 após um ano de tratamento

Resultados estão detalhados no Quadro 14-7.

Quadro 14-7. Pacientes com LLA em Remissão e Recaída após 1 ano de Tratamento, de Acordo com o Tipo de Protocolo

	Em remissão	Em recaída	Total
Pacientes do protocolo 1	21 (subgrupo A)	51 (subgrupo B)	72
Pacientes do protocolo 2	81 (subgrupo C)	56 (subgrupo D)	137
Total	102	107	209

Para explorar esta hipótese, devemos, primeiramente, estimar quais seriam as taxas de remissão ideais esperadas, por uma regra de três simples:

- *Subgrupo A:* de um total de 209 pacientes, 102 permaneceram em remissão. De um subtotal de 72 pacientes tratados com o protocolo 1, 35,1 remissões teriam sido, portanto, esperadas.
- *Subgrupo B:* de um total de 209 pacientes, 107 recaíram. De um subtotal de 72 pacientes tratados com o protocolo 1, 36,8 recaídas teriam sido, portanto, esperadas.
- *Subgrupo C:* de um total de 209 pacientes, 102 permaneceram em remissão. De um subtotal de 137 pacientes tratados com o protocolo 2, 66,8 remissões teriam sido, portanto, esperadas.
- *Subgrupo D:* de um total de 209 pacientes, 107 recaíram. De um subtotal de 137 pacientes tratados com o protocolo 2, 70,1 remissões teriam sido, portanto, esperadas.

$$\chi^2 = \frac{(21-35,1)^2}{35,1} + \frac{(51-36,8)^2}{36,8} + \frac{(81-66,8)^2}{66,8} + \frac{(56-70,1)^2}{70,1} = 17$$

$$v = (2-1) \times (2-1) = 1$$

Uma tabela de distribuição de χ^2 é consultada para o valor crítico (assumindo α = 0,05 e v = 1). Aprendemos que χ^2 = 17 > 3,841 (o valor crítico), ou seja, a diferença entre as taxas de remissão e de recaída entre o protocolo 1 e o protocolo 2 após um ano é estatisticamente significativa. Em outras palavras, estamos autorizados a rejeitar H_0 com uma probabilidade de 5% de estarmos errados (p_α < 0,05). Assumindo que a maior parte dos pacientes do protocolo 2 permaneceu em remissão após um ano e a maior parte dos pacientes do protocolo 1 não permaneceu, podemos inferir que o protocolo 2 proporciona melhores resultados terapêuticos que o protocolo 1 (obs.: o teste de χ^2 é aplicável somente se as taxas observadas forem superiores a 20 e as taxas ideais esperadas superiores a 5).

2.2. Para Amostras Dependentes: Teste dos Pontos Sinalizados de Wilcoxon

O teste dos pontos sinalizados de Wilcoxon tem por objetivo detectar diferenças entre variáveis da mesma amostra antes e depois de uma intervenção, pelo cálculo de diferenças entre seus ranqueamentos. Uma estatística derivada denominada T deverá ser comparada a um valor específico na tabela de distribuição T - $T_{\alpha,n}$ – para significância estatística. Diferenças entre pré- e pós-intervenção são calculadas, ranqueadas e somadas como T+ e T-.

Por exemplo: a mesma amostra de 10 pacientes com tosse paroxística foi testada antes e após a administração de um antitussígeno experimental. A hipótese do investigador é: poderia este antitussígeno experimental melhorar a tosse paroxística, de acordo com um questionário de qualidade de vida relacionado com a tosse (CQLQ – *cough on health-related quality of life*), em uma mesma amostra de pacientes?

- H_0: o antitussígeno experimental NÃO melhora a tosse paroxística.
- H_1: o antitussígeno experimental melhora a tosse paroxística.

Os resultados estão detalhados no Quadro 14-8.
T+ (todos os ranqueamentos com sinal + são somados) = 51.
T- (todos os ranqueamentos com sinal - são somados) = 4.

Uma tabela de distribuição T é consultada para o valor crítico correspondente a $T_{\alpha, n}$. Aprendemos que $T_{0,05, 10} = 8$ (o valor crítico) > T- = 4, isto é, a diferença entre as pontuações de CQLQ pré- e pós-tratamento é estatisticamente significativa [obs.: T+ também poderia ter sido utilizada, se também fosse menor que ($T_{\alpha, n}$)]. Em outras palavras, estamos autorizados a rejeitar H_0 com probabilidade de 5% de estarmos errados ($p_\alpha < 0,05$).

Quadro 14-8. Alterações Ranqueadas no Pré- e Pós-tratamento com um Antitussígeno Experimental, com Diferenças Correspondentes

Paciente	Pontuação pré-tratamento*	Pontuação pós-tratamento	Diferença**	Ranqueamento da diferença†	Ranqueamento sinalizado da diferença ††
1	140	136	4 (4º)	4,5	4,5
2	142	138	4 (5º)	4,5	4,5
3	144	139	5 (8º)	7	7
4	144	147	-3 (3º)	3	-3
5	146	141	5 (6º)	7	7
6	142	143	-1 (1º)	1	-1
7	150	145	5 (7º)	7	7
8	149	143	6 (9º)	9,5	9,5
9	148	146	2 (2º)	2	2
10	142	136	6 (10º)	9,5	9,5

*Soma dos parâmetros do CQLQ.
**Ranqueado da menor para a maior diferença.
†Calculado de acordo com a diferença de ranqueamento, não de acordo com a diferença propriamente dita; no caso de os ranqueamentos terem coincidido com diferenças iguais, a média correspondente foi representada com valores decimais.
††O sinal da diferença é atribuído ao ranqueamento.

CORRELACIONANDO DADOS DE UMA AMOSTRA À POPULAÇÃO GERAL – INTERVALO DE CONFIANÇA DE 95%

CAPÍTULO 15

Após determinar se há diferença estatisticamente significativa entre os valores de variáveis de eficácia do grupo de estudo e os do grupo-controle, é necessário extrapolar tais valores à população geral. Assim se espera, já que não seria útil às Ciências da Saúde coletar dados aplicáveis somente à amostra investigada. Esta correlação é estabelecida por meio da determinação inicial das assim chamadas **estatísticas da amostra** – média e desvio-padrão –, extrapoladas para a população geral como um valor percentual correspondendo a um intervalo convencional – o **intervalo de confiança** –, encontrado em um gráfico de distribuição normal.

Um dos princípios que permite elaborar estimativas a partir de uma amostra à população geral **é o de que uma amostra preserva a mesma distribuição aleatória de valores de variáveis, referentes à população da qual ela foi retirada**. Por exemplo: suponha que temos um tanque de água de 1.000 litros contendo uma população de 3.000 peixes, nadando em velocidades e direções aleatórias (nossas variáveis). Então, amostramos 10 litros deste tanque contendo 30 peixes para dentro de um aquário, peixes estes que nadarão nas mesmas velocidades e direções aleatórias que as do tanque original. Apesar de ser apenas uma amostra, ela preservará a mesma aleatoriedade da população que a originou. Assumindo que seria muito trabalhoso determinar os dados de velocidade e direção dos peixes do tanque inteiro, precisamos aprender como "amplificar" a aleatoriedade do aquário para o tanque, expressa por meio dos valores de suas variáveis, para então estimar o "grande quadro" geral. Esta "amplificação" é factível e baseada sobre três conceitos fundamentais – **distribuição amostral, teorema do limite central** e **teoria da probabilidade** – que serão detalhados adiante.

Distribuição amostral consiste em distribuir a população em amostras (cada amostra contendo o mesmo n), como no exemplo descrito na Figura 15-1.

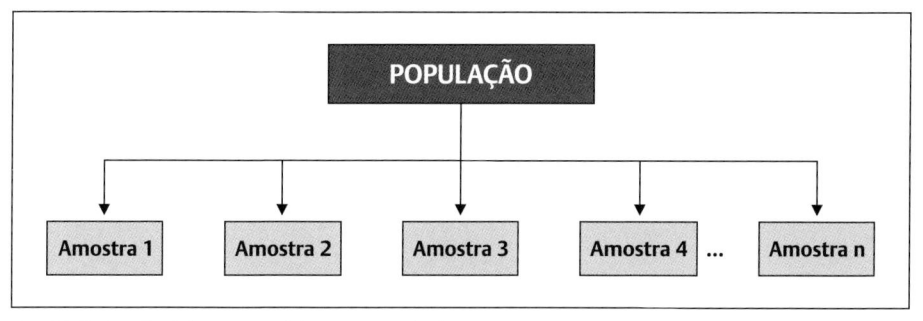

Fig. 15-1. Distribuição amostral de uma população.

A distribuição amostral é a base dos dois métodos de estimativa populacional que serão aqui detalhados: **estimação pontual** e **estimação intervalar**.

1. ESTIMAÇÃO PONTUAL

A **estimação pontual** consiste em estimar a **média populacional** (μ) e o **desvio-padrão populacional** (σ), com base nos assim chamados estimadores amostrais, isto é, a **média amostral** ($\mu_{\bar{x}}$) e o **erro padrão da média** ($S_{\bar{x}}$), respectivamente.

1.1. Média Amostral

A determinação da **média amostral** é realizada por meio da assim chamada **distribuição amostral da média***, que consiste em distribuir as **médias de cada amostra** ($\bar{x}$) como geradas pela **distribuição amostral** (Fig. 15-2).

Média amostral corresponde à média das médias de cada amostra geradas pela distribuição amostral da média, como determinado por meio da fórmula:

$$\mu_{\bar{x}} = \frac{\bar{x}_1 + \bar{x}_2 + \bar{x}_3 + \bar{x}_4 + \cdots + \bar{x}_n}{\text{número de amostras}} \qquad 15\text{-}1$$

$\mu_{\bar{x}}$ = média amostral
$\bar{x}$ = média de cada amostra

Segundo a **teoria da probabilidade** (detalhada em outras fontes), podemos assumir que: (1) a **média amostral** tenderá a ser igual à **média populacional**; (2) é possível estimar a **média populacional** se soubermos n de uma única amostra e a média desta mesma amostra, e (3) quão maior for n amostral, mais próxima a **média amostral** será da **média populacional**. Já segundo o **teorema de limite central**, podemos assumir que as **médias de cada amostra** expressas em um gráfico tenderão a aparecer como uma curva de distribuição normal. O formato desta curva dependeria, basicamente, de dois fatores: (1) número de **médias de cada amostra** (quanto mais **médias de cada amostra** expressarmos, mais "normal" esta curva deverá parecer) e (2) n amostral (quanto mais indivíduos por amostra, mais estreita esta curva deverá parecer).

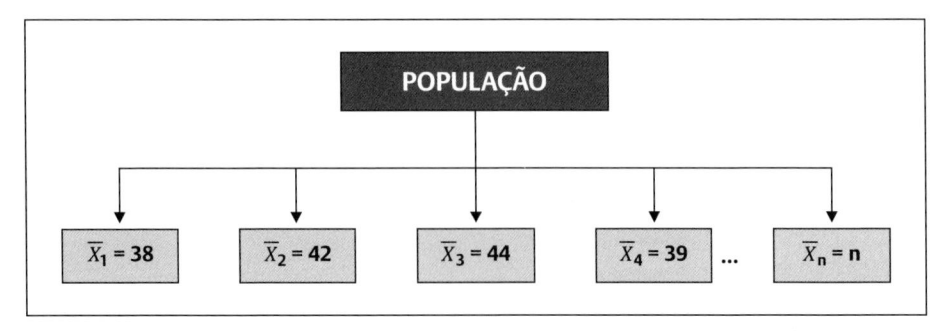

Fig. 15-2. Distribuição amostral da média da Figura 15-1, com médias exemplificadoras de cada amostra.

---

* Na verdade distribuição de amostragem das médias, por se referir a duas ou mais médias.

1.2. Erro Padrão da Média

Erro padrão ($\sigma_{\bar{x}}$) é uma estimativa do desvio-padrão das **médias de cada amostra**, como geradas pela **distribuição amostral da média**. É determinado pela fórmula:

$$\sigma_{\bar{x}} = \frac{\sigma}{\sqrt{n}} \quad\quad 15\text{-}2$$

$\sigma_{\bar{x}}$ = erro padrão
σ = desvio-padrão populacional
n = número de indivíduos na amostra

Dois pontos são inferíveis a partir desta fórmula:

- Quão mais largo for o **desvio-padrão populacional**, mais largo o **erro padrão** deverá ser, o que significa que o **erro padrão** *tende* a seguir o **desvio-padrão populacional**.
- Quão maior *n* amostral, mais estreito o **erro padrão** deverá ser, o que significa que as seguintes diferenças *tendem* ser menores: (1) entre o **erro padrão** e o **desvio-padrão populacional** e (2) entre a **média amostral** e a **média populacional**.

A limitação do **erro padrão** é a de que, na prática, raramente conhecemos o **desvio-padrão populacional** (σ). Já através do **erro padrão da média** ($S_{\bar{x}}$) (*Capítulo 12*) podemos estimar o **erro padrão** utilizando o **desvio-padrão amostral** em vez do **desvio-padrão populacional**. O **erro padrão da média** é determinado pela fórmula:

$$S_{\bar{x}} = \frac{S}{\sqrt{n}} \quad\quad 15\text{-}3$$

$S_{\bar{x}}$ = erro padrão da média
S = desvio-padrão amostral
n = número de indivíduos na amostra

Dois pontos são inferíveis a partir desta fórmula:

- Quão mais largo for o **desvio-padrão amostral**, mais largo o **erro padrão da média** deverá ser, o que significa que o **erro padrão da média** *tende* a seguir o **desvio-padrão amostral**.
- Quão maior *n* amostral, mais estreito o **erro padrão da média** deverá ser, esperando-se, portanto, menor diferença entre o **erro padrão da média** e o **erro padrão**.

Na fórmula de **erro padrão da média**, a variável de **desvio padrão amostral** terá de ser estimada pelo estatístico. Não obstante, assumindo que estamos lidando com amostras, não com populações (como no **erro padrão**), tal procedimento representaria um procedimento menos problemático. Com base nas pressuposições acima e na teoria da probabilidade, é possível, portanto, propor o **erro padrão da média** como um estimador para o **desvio-padrão populacional**.

Em resumo, por meio da determinação da média amostral e do erro padrão da média, é possível estimar a média populacional e o desvio-padrão populacional, respectivamente, em base probabilística (metodologia completa detalhada em outras fontes).

2. ESTIMATIVA DE INTERVALO (INTERVALO DE CONFIANÇA DE 95%)

Apesar de a estimativa pontual prover uma sólida base probabilística para extrapolações de amostra para população, uma coincidência precisa entre um estimador amostral com o parâmetro populacional correspondente seria um evento improvável, pelo menos no âmbito da pesquisa clínica. A ideia de estimativa de intervalo é ampliar a probabilidade de que uma estatística encontrada na amostra estudada coincida com o parâmetro da população geral, por meio da elaboração de um intervalo convencional relacionado com esta estatística. Vamos adotar a Figura 13-2 como exemplo e assumir que ela deriva de uma amostra original hipotética (Fig. 15-3).

Com base na Figura 15-3, os seguintes pontos podem ser inferidos:

- Quão mais próxima de média for um valor da amostra, maior a probabilidade para sua detecção na população geral.
- Se assumirmos um α de 5% (*Capítulo 1*) para a hipótese de que **todos os valores em uma amostra PODEM ser encontrados na população geral** (ou seja, uma probabilidade de 5% de que esta hipótese **NÃO** é verdadeira), por inferência permaneceria uma **confiança de 95%** de que tal hipótese **É** verdadeira. Em outras palavras, haveria uma probabilidade de 95% em encontrar um dado valor de uma amostra na população geral e uma probabilidade de 5% em **NÃO** o encontrar. A inferência acima pode ser expressa por meio da fórmula:

$$100\% - \alpha = 95\%$$ 15-4

Portanto, 95% corresponderia ao **nível de confiança** convencionalmente estabelecido. Assumindo que a probabilidade de encontrar um valor amostral na população geral é inversamente proporcional à sua distância da **média amostral**, espera-se, então, que os valores correspondendo a α sejam encontrados nos extremos superior e inferior da faixa de valores da amostra. A representação gráfica desta inferência é descrita na Figura 15-4.

Convencionalmente, colocamos nossa "confiança" de que a estatística encontrada sob a AUC de 95% da amostra deverá coincidir com o valor do parâmetro correspondente, eventualmente encontrado na população geral. De acordo com a curva de Gauss, 95% da AUC corresponde ao intervalo entre as pontuações Z, -1,96 DP (desvio-padrão) a 1,96 DP. Portanto, este intervalo é denominado **intervalo de confiança de 95%** (IC 95%).

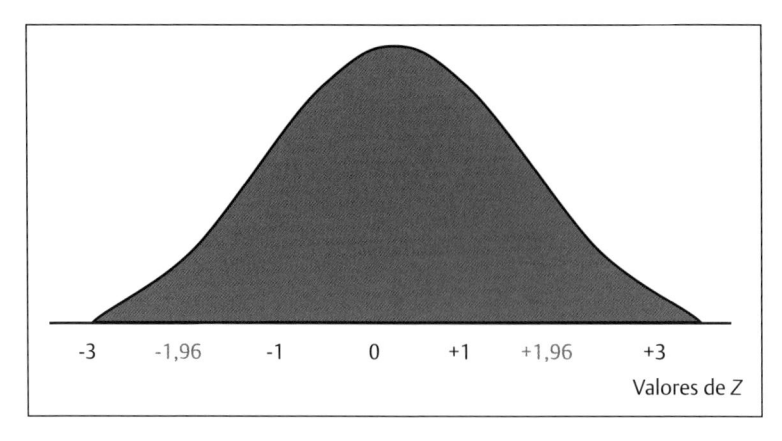

Fig. 15-3. Exemplo de uma curva de distribuição normal com pontuações-Z.

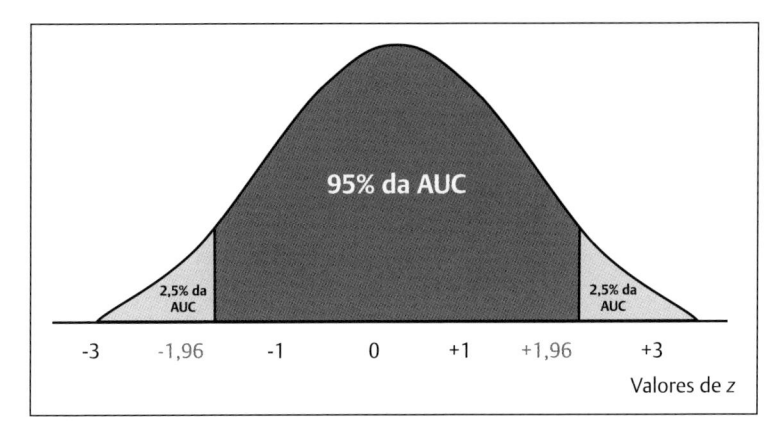

Fig. 15-4. A AUC (*area under the curve*) e o intervalo correspondendo à probabilidade de encontrar uma estatística.

-1,96 DP e +1,96 DP correspondem aos limites de confiança inferior e superior de uma amostra, respectivamente. Para determiná-los, podemos aplicar a **fórmula dos limites de confiança**:

$$x_s = \bar{x} + 1{,}96 \times S_{\bar{x}} \qquad \text{15-5}$$

$$x_i = \bar{x} - 1{,}96 \times S_{\bar{x}} \qquad \text{15-6}$$

x_s = limite de confiança superior
x_i = limite de confiança superior
$\bar{x}$ = média
$S_{\bar{x}}$ (**erro padrão da média**) = $\dfrac{S}{\sqrt{n}}$ (S = **desvio-padrão amostral**; n = número de indivíduos na amostra)

Verifiquemos dois exemplos, retirados de duas diferentes amostras de pacientes portadores de insuficiência renal leve contendo 32 indivíduos cada.

- *Amostra A:* $\bar{x}$ é igual a 80 mL/min de *clearance* de creatinina e o desvio-padrão da amostra é igual a ± 51. Aplicando a **fórmula de limites de confiança**, temos:

$$x_i = 80 - 1{,}96 \left(\frac{51}{\sqrt{32}} \right) = \mathbf{62\ mL/min}$$

$$x_s = 80 + 1{,}96 \left(\frac{51}{\sqrt{32}} \right) = \mathbf{98\ mL/min}$$

Concluindo, a amostra tem um IC 95% de 62 a 98 mL/min. Isto significa que se pode ter um grau de 95% de confiança de que um indivíduo aleatoriamente selecionado de uma população de pacientes com quadro clínico de insuficiência renal leve apresentará valor de *clearance* de creatinina dentro desta faixa (quão mais próximo de $\bar{x}$ - 80 mL/min – maior a probabilidade).

- *Amostra B:* $\bar{x}$ é igual a 80 mL/min de *clearance* de creatinina e o desvio-padrão da amostra é igual a ± 34. Aplicando a **fórmula de limites de confiança**, temos:

$$x_i = 80 - 1{,}96\left(\frac{34}{\sqrt{32}}\right) = 68 \text{ mL/min}$$

$$x_s = 80 + 1{,}96\left(\frac{34}{\sqrt{32}}\right) = 92 \text{ mL/min}$$

Concluindo, a amostra tem um IC 95% de 68 a 92 mL/min. Isto significa que se pode ter um grau de 95% de confiança de que um indivíduo aleatoriamente selecionado de uma população de pacientes com quadro clínico de insuficiência renal leve apresente um valor de *clearance* de creatinina dentro desta faixa (quão mais próximo de $\bar{x}$ - 80 mL/min – maior a probabilidade).

Expressando graficamente os dados da amostra A e amostra B, temos (Fig. 15-5).

Portanto, se temos dois IC 95%, em qual deles podemos "confiar" mais? A resposta depende do objetivo do estudo. Analisemos duas possíveis interpretações inferíveis de cada amostra:

- *Amostra A:* assumindo que a amostra A tem uma população mais heterogênea do ponto de vista biológico, a primeira é capaz de gerar um desvio-padrão mais amplo e,

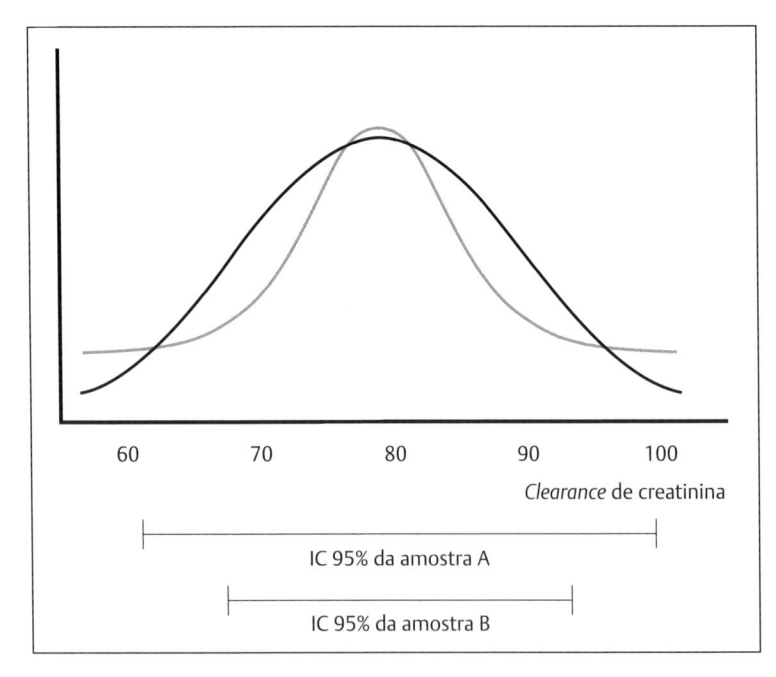

Fig. 15-5. IC 95% superpostos da amostra A e amostra B.

consequentemente, um IC 95% mais alargado. Esta amostra representa a realidade biológica do *clearance* de creatinina no contexto de insuficiência renal leve de forma mais pobre, assumindo ser sua população tão heterogênea. Por outro lado, o IC 95% correspondente pode ser extrapolado à população geral de pacientes com insuficiência renal leve mais prontamente, assumindo que se espera que tal heterogeneidade deva ser encontrada num contexto de um "mundo real".

- *Amostra B:* assumindo que a amostra A tem uma população mais homogênea do ponto de vista biológico, a primeira é capaz de gerar um desvio-padrão mais estreito e, consequentemente, um IC 95% mais contraído. Esta amostra representa melhor a realidade biológica do *clearance* de creatinina no contexto de insuficiência renal leve, assumindo ser sua população tão homogênea. Por outro lado, o IC 95% não pode ser extrapolado à população geral de pacientes com insuficiência renal leve tão prontamente, assumindo que não se espera que tal homogeneidade deva ser encontrada num contexto de um "mundo real".

RESUMINDO OS PASSOS

Todo o conteúdo da Parte 4 pode ser resumido, como se segue: o investigador...
- *Passo 1:* formula uma hipótese.
- *Passo 2:* seleciona o tipo de estudo mais adequado para investigar sua hipótese.
- *Passo 3:* estima n.
- *Passo 4:* determina e organiza as variáveis e variáveis de eficácia do estudo.
- *Passo 5:* determina a normalidade ou não normalidade dos dados coletados.
- *Passo 6:* calcula os parâmetros matemáticos sumarizantes relativos aos dados do estudo.
- *Passo 7:* seleciona o melhor tipo de teste estatístico para refutar ou confirmar a hipótese do investigador.
- *Passo 8:* correlaciona os dados da amostra com a população geral – o intervalo de confiança de 95% é determinado.

A sequência acima não é adequada para atender a todos os tipos de hipótese do investigador. Para diferentes tipos de linha de investigação, propomos outros recursos a serem detalhados na Parte 5.

Parte V Conceitos Adicionais em Bioestatística

O objetivo desta Parte é expandir a proficiência do leitor em Bioestatística por meio do detalhamento de outras abordagens utilizadas em pesquisa clínica. Os capítulos foram desenvolvidos independentemente e podem ser estudados de modo separado.

ÍNDICES DE RISCO E BENEFÍCIO COLETIVOS E INDIVIDUAIS INFERÍVEIS A PARTIR DE ESTUDOS INTERVENCIONISTAS

CAPÍTULO 16

> *Abreviaturas* – *ABA:* aumento do benefício absoluto; *ABR:* aumento do benefício relativo; *ARA:* aumento do risco absoluto; *ARR:* aumento do risco relativo; *EIC:* taxa de evento indesejado no grupo-controle; *EIE:* taxa de evento indesejado no grupo experimental; *NNP:* número necessário para prejudicar; *NNT:* número necessário para tratar; *PBP:* probabilidade de ser beneficiado *versus* ser prejudicado; *RAC:* taxa de reações adversas no grupo-controle; *RAE:* taxa de reações adversas no grupo experimental; *RB:* risco basal; *RC:* razão das chances; *RR:* risco relativo; *RRA:* redução do risco absoluto; *RRR:* redução do risco relativo; *TVP:* trombose venosa profunda.

É possível estender a utilidade dos dados de um estudo clínico além da significância estatística (p) e do intervalo de confiança de 95%, por meio de índices de risco e de benefício. Estes últimos derivam ferramentas especialmente úteis no âmbito clínico e serão detalhados mais adiante, segundo os resultados de um estudo clínico real: ondaparina subcutânea para prevenção de tromboembolismo venoso em pacientes clínicos internados em CTI – um estudo randomizado placebo-controlado [n = 644 (grupo da ondaparina – 321 pacientes, grupo placebo – 323 pacientes)]. Com base em seus resultados, é possível tabular as taxas de evento indesejado (TVP) e de reações adversas, associadas à terapia testada (Quadros 16-1 e 16-2, respectivamente). Algumas taxas hipotéticas também serão úteis para o detalhamento de conceitos adicionais.

Quadro 16-1. Taxas de Evento Indesejado (TVP) do Estudo Clínico com Ondaparina

	EIC	EIE
Taxa real de evento indesejado	10,5%	5,6%
Taxa *hipotética* de evento indesejado	20%	4%
Taxa *hipotética* de evento indesejado extremamente baixa	0,1%	0,05%
Taxa *hipotética* de evento indesejado extremamente elevada	95%	90%

Quadro 16-2. Taxas de Reação Adversa do Estudo Clínico com Ondaparina (alguns dados foram Alterados por Razões Didáticas)

	Taxas de reações adversas
RAC	1,2%
RAE	3,2%

Os seguintes índices podem ser inferidos a partir dos quadros acima:

1. ÍNDICES DE EFEITO TERAPÊUTICO
Índices de efeito terapêutico referem-se a taxas esperadas de ocorrência coletiva. Não são aplicáveis ao âmbito de pacientes individuais.

1.1. Índices de Risco
1.1.1. Risco Basal
Risco basal (RB) refere-se ao grau de risco no grupo-controle, relativo aos eventos indesejados bem como às reações adversas (em nosso exemplo 10,5 e 3,2%, respectivamente).

1.1.2. Risco Relativo
O risco relativo (RR) determina o grau de risco para a ocorrência de eventos indesejados no subgrupo que os apresentou (grupo experimental), relativamente ao RB (Fig. 16-1). É determinado por meio da fórmula:

$$\frac{EIE \times 100}{EIC}$$

16-1

$$\frac{5,6 \times 100}{10,5} = 53\%$$

O resultado acima significa que o grupo experimental apresentou grau de risco de 53% de apresentar um evento indesejado, relativamente ao grupo-controle. Em outras palavras, se os pacientes do grupo-controle tivessem recebido ondaparina, somente 53% deles teriam

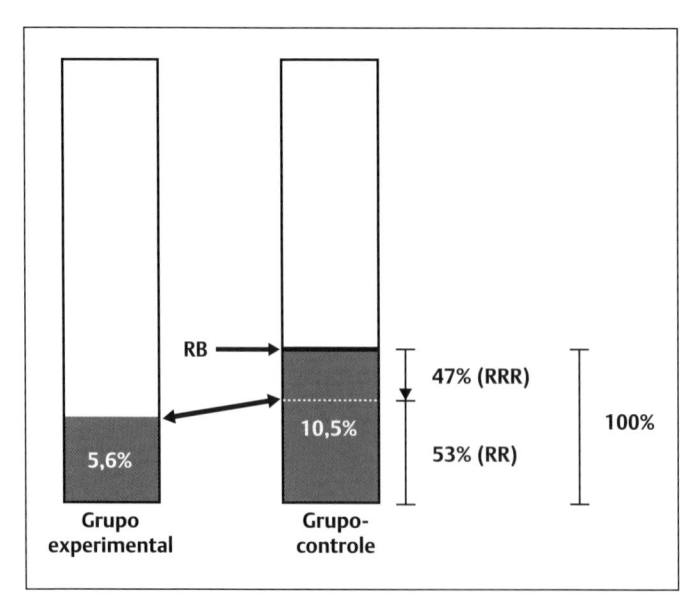

Fig. 16-1. Representação esquemática do risco relativo.

apresentado TVP. Este índice é limitado por sua baixa capacidade de expressar resultados válidos quando frequências extremamente baixas ou elevadas são relatadas (Quadro 16-1).

- RR calculado para taxas hipotéticas extremamente baixas

$$\frac{0,05 \times 100}{0,1} = 50\%$$

Apesar de o número de pacientes representados por estas frequências hipotéticas ser negligenciável (0,3 paciente com placebo e 0,1 paciente com ondaparina), a RRR seria extremamente elevada. A associação de ondaparina a uma frequência de TVP diminuída estaria, portanto, superestimada. Neste âmbito, a razão das chances representaria um índice mais apropriado.

- RR calculado para taxas hipotéticas extremamente elevadas (Fig. 16-2)

$$\frac{90 \times 100}{95} = 95\%$$

A importante diferença entre o número de pacientes do subgrupo que apresentou TVP (grupo-controle) relativamente ao subgrupo oposto (grupo experimental) (307 pacientes - 289 pacientes = **18 pacientes**), apontaria para uma eficácia considerável da ondaparina. Entretanto, um RR de 95% sugeriria que esta eficácia estaria exagerada.

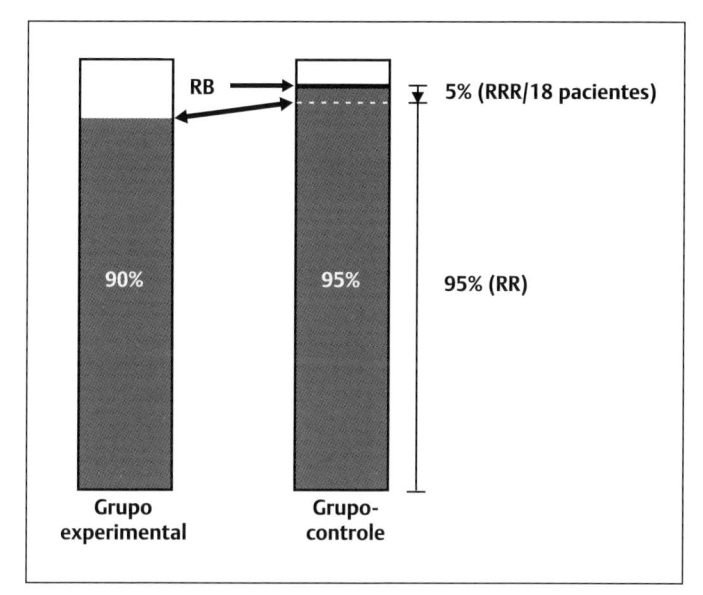

Fig. 16-2. Representação esquemática de risco relativo em um âmbito de taxas hipotéticas extremamente elevadas.

1.1.3. Redução do Risco Relativo

A redução do risco relativo (RRR) determina o grau de redução de risco para a ocorrência de evento indesejado no subgrupo que o apresentou (grupo experimental), relativamente ao subgrupo oposto (grupo-controle). É determinada por meio da fórmula:

$$\frac{EIE - EIC}{EIC} \qquad \text{16-2}$$

$$\frac{5{,}6 - 10{,}5}{10{,}5} = -0{,}46 \text{ (ou 46\%)}$$

Observe o primeiro histograma da Figura 16-1.

O resultado anterior significa que ondaparina esteve associada à redução de risco de TVP de 46% no grupo experimental, relativamente ao grupo-controle. Em outras palavras, se os pacientes do grupo-controle que apresentaram o evento indesejado tivessem recebido ondaparina, eles teriam mostrado uma probabilidade 46% menor de apresentar TVP.

De forma semelhante ao RR, a RRR é limitada pela redução em sua capacidade de expressar resultados válidos quando frequências extremamente baixas ou elevadas forem relatadas (Quadro 16-1):

- RRR calculada para taxas hipotéticas extremamente baixas:

$$\frac{0{,}05 - 0{,}1}{0{,}1} = 50\%$$

Apesar de o número de pacientes representados por estas frequências hipotéticas ser negligenciável (0,006 paciente com placebo e 0,003 paciente com ondaparina), a RRR atingiu 50%. A associação de ondaparina a uma frequência de TVP diminuída estaria, portanto, superestimada. Neste âmbito, a razão das chances (*veja adiante*) seria um índice mais apropriado.

- RRR calculada para taxas hipotéticas extremamente elevadas (Fig. 16-2):

$$\frac{90 - 95}{95} = -0{,}05 \text{ (ou 5\%)}$$

A importante diferença entre o número de pacientes do subgrupo que apresentou TVP (grupo-controle) relativamente ao subgrupo oposto (grupo experimental) (307 pacientes - 289 pacientes = **18 pacientes**), apontaria para uma eficácia considerável da ondaparina. Entretanto, a RRR foi somente de 5%. A eficácia da ondaparina em diminuir a frequência de TVP estaria, portanto, subestimada.

1.1.4. Redução do Risco Absoluto

A redução de risco absoluto (RRA) determina o grau de redução de risco para a ocorrência de evento indesejado entre os grupos-controle (RB) e o experimental (Fig. 16-3). É calculada por meio da diferença aritmética simples entre EIC e EIE:

$$10{,}5 - 5{,}6 \cong 5\%$$

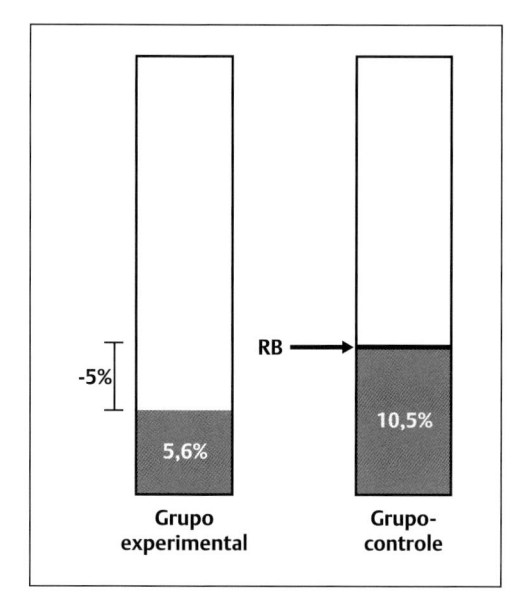

Fig. 16-3. Representação esquemática de redução de risco absoluto.

O resultado acima significa que se ondaparina tivesse sido utilizada em todos os pacientes do grupo-controle, estes teriam mostrado uma probabilidade 5% menor de apresentar TVP.

Diferenças entre RRA e RRR são:

- *Maior proximidade de situações do "mundo real":* enquanto RRR foca somente nos subgrupos que apresentaram o evento indesejado, RRA abrange o grupo integralmente (o subgrupo que apresentou e o subgrupo que não apresentou o evento indesejado, de ambos os grupos). Esta pressuposição incorre em considerar não somente a variabilidade de risco entre aqueles que apresentaram o evento indesejado, porém, também, a variabilidade de RB. Esta é uma situação mais próxima de processos de tomada de decisão no "mundo real", assumindo que não se pode saber antecipadamente se um procedimento será direcionado para o subgrupo que apresentará ou o subgrupo que não apresentará o evento indesejado.
- *Proteção contra resultados distorcidos resultantes de valores extremamente baixos:* observe RRA calculada para taxas hipotéticas extremamente baixas (Quadro 16-1).

$$0,1 - 0,05 \cong \mathbf{0,05\%}$$

É óbvio que não há RRA significativa no exemplo acima, apesar de RRR correspondente (RRR calculada para taxas hipotéticas extremamente baixas – *subitem 1.1.3*) sugerir o oposto.

Um índice de RRR de 5% com base em taxas reais é compatível com o que podemos inferir a partir de uma RRR de 46%, ou seja, **há** uma redução de risco de TVP entre pacientes clínicos idosos sob uso de ondaparina, relativamente a placebo. Portanto, pode-se considerar a possibilidade de interpretações espúrias em razão de nuances matemáticas como improváveis.

Uma limitação da RRA é sua capacidade diminuída de expressão de variabilidade de RB, em situações onde a variabilidade de RR e RRR prevalece, assumindo uma RRA constante. Observe o exemplo evolutivo hipotético, ilustrado na Figura 16-4.

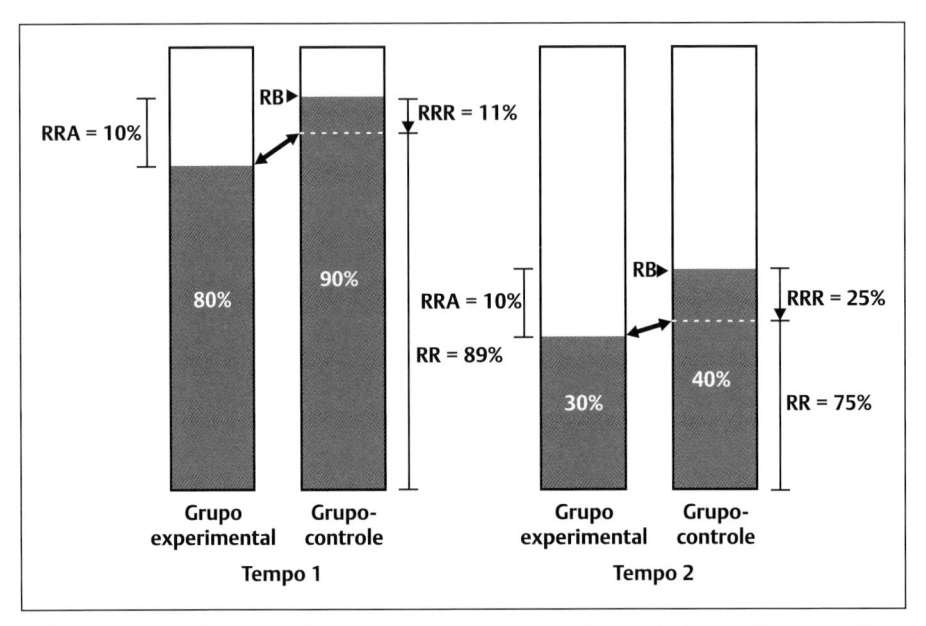

Fig. 16-4. Representação esquemática de um exemplo evolutivo (Tempo 1 e Tempo 2), em que RB parece expressar diferentes significados.

Tanto RRR quanto RR claramente expressaram melhor a variabilidade evolutiva de RB do que RAA, que permaneceu inalterada (10%) de Tempo 1 para Tempo 2.

1.1.5. Aumento do Risco Relativo

Aumento do risco relativo (ARR) determina o grau de aumento do risco para a ocorrência de uma reação adversa no subgrupo que a apresentou (grupo experimental), relativamente ao subgrupo oposto (grupo-controle). É determinado por meio da fórmula:

$$\frac{RAE - RAC}{RAC} \qquad 16\text{-}3$$

$$\frac{3{,}2 - 1{,}2}{1{,}2} = \mathbf{1{,}6} \text{ (ou } + 60\%\text{)}$$

O resultado acima significa que, se a ondaparina tivesse sido utilizada em todos os pacientes do subgrupo que apresentaram hemorragia (grupo-controle), eles teriam tido uma probabilidade 60% maior de apresentar esta reação adversa.

1.1.6. Aumento do Risco Absoluto

Aumento do risco absoluto (ARA) determina o grau de aumento do risco para a ocorrência de uma reação adversa em um grupo experimental. É determinado por meio da diferença aritmética simples entre RAE e RAC:

$$3{,}2 - 1{,}2 = \mathbf{2}\%$$

O resultado acima significa que, se a ondaparina tivesse sido utilizada em todos os pacientes do grupo-controle, eles teriam tido uma probabilidade 2% maior de apresentar episódios de hemorragia.

Enquanto ARR foca somente nos subgrupos que apresentaram a reação adversa, ARA abrange o grupo integralmente (o subgrupo que apresentou e o subgrupo que não apresentou a reação adversa, de ambos os grupos). Esta pressuposição incorre em considerar não somente a variabilidade de risco entre aqueles que apresentaram a reação adversa, porém, também, a variabilidade de RB. Esta é uma situação mais próxima de processos de tomada de decisão do "mundo real", assumindo que não se pode saber, antecipadamente, se um procedimento será direcionado para o subgrupo que apresentará ou subgrupo que não apresentará a reação adversa.

1.1.7. Razão das Chances

No âmbito de estudos clínicos, a razão das chances (RC) expressa as chances para ocorrência de um evento indesejado no grupo experimental, relativamente às mesmas chances no grupo-controle. É determinada por meio da fórmula:

$$\frac{\frac{EIE}{(100-EIE)}}{\frac{EIC}{(100-EIC)}} \qquad \boxed{16\text{-}4}$$

Verifiquemos qual seria a razão entre as chances de evento indesejado no grupo de ondaparina e as mesmas chances no grupo placebo:

$$\frac{0,06}{0,12} = \mathbf{0,5}$$

O resultado acima significa que o grupo experimental teve uma razão 0,5:1 de apresentar um evento indesejado, relativamente ao grupo-controle. RC expressa, essencialmente, o mesmo que RR, com as seguintes diferenças:

- Clínicos e cirurgiões esperam obter informação imediatamente aplicável de estudos de intervenção e a informação detalhada aqui frequentemente é mais bem capturada no âmbito clínico como risco em vez de chances. Informar que ondaparina proporciona uma redução de 53% de risco de TVP geralmente é mais bem compreendido do que declarar que ondaparina apresenta chances de 0,5:1 para este evento indesejado.
- RR informa mais claramente acerca do efeito de nenhum tratamento do que RC: não administrar ondaparina aumentaria o risco de TVP em 47% (100% - **53%**).
- RC informa acerca das chances de ocorrência de um evento indesejado nos grupos como um todo – uma informação de maior apelo no âmbito epidemiológico –, enquanto que RR foca em quanto RB tende à variação entre subgrupos – uma informação de maior apelo no âmbito clínico.
- RC é um recurso mais adequado para estimar o grau de associação entre um fator de exposição e risco de um evento indesejado, para eventos de baixa ocorrência.

RC é especialmente útil em estudos observacionais caso-controle (*Capítulo 6*) e em metanálises (*Capítulo 8*).

1.2. Índices de Benefício
1.2.1. Aumento do Benefício Absoluto
O aumento do benefício absoluto determina o grau de aumento do benefício no grupo experimental (benefício definido como a não ocorrência do evento indesejado). É determinado por meio da diferença aritmética simples entre a taxa do subgrupo beneficiado do grupo-controle e a taxa do subgrupo beneficiado do grupo experimental:

$$94{,}4 - 89{,}5 \cong 5\%$$

O resultado acima significa que o uso de ondaparina pelo grupo experimental foi associado a um aumento de probabilidade de 5% de este grupo NÃO apresentar TVP.

1.2.2. Aumento do Benefício Relativo
O aumento do benefício relativo determina o grau de aumento do benefício no subgrupo beneficiado do grupo experimental, relativamente ao subgrupo beneficiado do grupo-controle (benefício definido com a não ocorrência do evento indesejado). É determinado por meio da fórmula:

$$\frac{A - B}{B} \qquad \boxed{16\text{-}5}$$

A: taxa do subgrupo beneficiado do grupo-controle
B: taxa do subgrupo beneficiado do grupo experimental

$$\frac{94{,}4 - 89{,}5}{89{,}5} = \mathbf{0{,}05} \text{ (ou 5\%)}$$

O resultado acima significa que o uso de ondaparina pelo subgrupo beneficiado do grupo experimental foi associado a uma probabilidade de 5% de este grupo NÃO apresentar TVP, relativamente ao subgrupo beneficiado do grupo-controle.

1.3. Número Necessário para Tratar
Número necessário para tratar (NNT) corresponde ao número de indivíduos que devem ser tratados, de tal forma que um deles seja beneficiado pelo tratamento. É determinado através da fórmula:

$$\frac{1}{RRA} \qquad \boxed{16\text{-}6}$$

$$\frac{1}{5^*} = 0{,}20 = \mathbf{20}$$

O resultado acima significa que, se a ondaparina tivesse sido utilizada no grupo-controle, seria necessário tratar 20 pacientes de tal forma que um deles NÃO apresentasse TVP. NNT corresponde a RRA, expressa de uma forma diferente.

Obviamente, alterações nos elementos que determinam RR – EIE e EIC – influenciarão NNT. Como regra geral, NNT se altera inversamente a RB, ou seja, quão mais elevado RB (portanto, EIC), menor espera-se que NNT o seja. Observe NNT calculado para a taxa hipotética de evento indesejado (Quadro 16-1):

$$\frac{1}{20-4}$$

$$\frac{1}{16} = 0,06 = \mathbf{6}$$

Uma diferença maior de RRA (16% para 5%*) pode representar eficácia terapêutica maior, se se considerar menor taxa de evento indesejado como um elemento desejável. Sendo assim, um número menor de pacientes a tratar seria necessário, de tal forma que um deles se beneficiasse do tratamento. É inferível que a administração de ondaparina seria mais vantajosa na última situação do que na primeira.

A principal utilidade de NNT é fazer dados de RRA parecerem mais práticos a médicos e compreensíveis aos pacientes. Sua interpretação deve ser realizada de acordo com a própria experiência prática do médico e em NNT estabelecidos para outras modalidades terapêuticas relacionadas com o caso. NNT não é estatisticamente tão robusto como RRA.

Outros exemplos de NNT são:

- Regime intensivo de insulina aplicado por 6,5 anos para prevenção de neuropatia diabética: 15.
- Administração de estreptoquinase, seguida de aspirina diária ao longo de 5 semanas para prevenção de morte por infarto agudo do miocárdio: 29.
- Medicação anti-hipertensiva administrada ao longo de 5,5 anos para prevenção de infarto agudo do miocárdio, acidente vascular cerebral e morte: 128.

1.4. Número Necessário para Prejudicar

Número necessário para prejudicar (NNP) corresponde ao número de indivíduos que devem ser tratados, de forma que um deles apresente uma reação adversa atribuível ao tratamento. É determinado por meio da fórmula:

$$\frac{1}{ARA}$$

16-7

$$\frac{1}{2} = 0,5 = \mathbf{50}$$

O resultado acima significa que, se a ondaparina tivesse sido utilizada no grupo-controle, seria necessário tratar 50 pacientes de tal forma que um deles apresentasse uma reação adversa atribuível ao tratamento. NNP corresponde a ARA, expressa de uma forma diferente.

A principal utilidade de NNT é fazer dados de ARA parecerem mais práticos a médicos e compreensíveis aos pacientes. Sua interpretação deve ser realizada de acordo com a própria experiência prática do médico e em NNP estabelecidos para outras modalidades terapêuticas relacionadas com o caso.

1.5. Probabilidade de Ser Beneficiado *versus* Ser Prejudicado

Probabilidade de ser beneficiado *versus* ser prejudicado (PBP) é uma razão de agregação que leva NNT e NNP em consideração.

$$\frac{1}{NNT} : \frac{1}{NNP} \qquad \text{16-8}$$

$$\frac{1}{20} : \frac{1}{50} \Rightarrow 3:1$$

O resultado acima significa que o tratamento com ondaparina tem probabilidade de 3 de beneficiar os pacientes do estudo contra uma probabilidade de 1 de prejudicá-los.

2. ÍNDICES DE ANÁLISE DE DECISÃO CLÍNICA

Índices de análise de decisão clínica referem-se a taxas esperadas de ocorrências relacionadas com um paciente específico no âmbito clínico, com base em resultados de estudos clínicos ou estimativas empíricas. Assumindo que no âmbito prático deve-se levar em consideração o conjunto de riscos e benefícios potenciais de uma modalidade terapêutica, estes índices deverão incluir ambos. Há três maneiras de expressar este tipo de informação:

2.1. Número Necessário para Tratar Paciente Específico

Suponha ser necessário saber NNT para um paciente específico, de forma que o menor grau possível de risco seja esperado de uma modalidade terapêutica considerada. Este índice pode ser calculado utilizando duas fórmulas:

$$\frac{1}{TEEP \times RRR} \qquad \text{16-9}$$

TEEP = taxa de evento esperada de pacientes
RRR = redução do risco relativo

TEEP e RRR podem ser retirados de fontes literárias que descrevam um grupo-controle compatível com o paciente específico. Aplicando-se o estudo de ondaparina como exemplo [TEEP correspondendo a EIC (Quadro 16-1)]:

$$\frac{1}{10{,}5 \times 46} = 0{,}002 = \mathbf{20}$$

O resultado acima significa que seria necessário tratar 20 pacientes, da mesma forma que o paciente específico, para se obter um resultado positivo, esperando-se o menor grau possível de risco.

$$\frac{NNT}{f_t} \qquad \text{16-10}$$

NNT = número necessário para tratar
f_t = fração$_{tratamento}$

NNT pode ser retirado de fontes literárias (o estudo da ondaparina, por exemplo). f_t pode ser retirado de duas fontes:

- *Estimativas empíricas:* estima-se que o paciente específico, se deixado sem tratamento, teria um risco dobrado de apresentar o evento indesejado, relativamente ao paciente tratado.
- *Fontes literárias que apresentem grupos-controle e experimental compatíveis com o caso do paciente específico:* no estudo da ondaparina, pacientes do subgrupo que apresentou o evento indesejado (grupo-controle) mostraram um risco dobrado para TVP, relativamente aos pacientes do subgrupo oposto (grupo experimental):

$$\frac{20}{2} = 10$$

O resultado acima significa que seria necessário tratar 10 pacientes, da mesma forma que o paciente específico, para se obter um resultado positivo, esperando-se o menor grau possível de risco.

Ambas as fórmulas para a determinação de NNT paciente específico expressam, essencialmente, a mesma informação. As diferenças são: (1) esta última é mais fácil de aplicar e (2) ela nos permite utilizar dados aprendidos a partir da nossa própria experiência clínica.

2.2. Número Necessário para Prejudicar Paciente Específico

Suponha que estejamos vendo um paciente individual o qual julgamos ser especialmente susceptível a uma reação adversa terapêutica e desejemos prever mais precisamente os riscos que ele/ela está prestes a se submeter. Este índice é determinado por meio da fórmula:

$$\frac{NNP}{f_p} \qquad \boxed{16\text{-}11}$$

NNP = número necessário para prejudicar
f_p = fração$_{prejuízo}$

NNP pode ser retirado de fontes literárias (o estudo da ondaparina, por exemplo). f_p pode ser retirado de duas fontes:

- Estimativa empírica: estima-se que um paciente como o nosso apresente um risco dobrado de apresentar a reação adversa, relativamente a um paciente não tratado:

$$\frac{50}{2} = 25$$

- ARR a partir de fontes literárias compatíveis com o caso do nosso paciente (estudo da ondaparina, por exemplo).

$$\frac{50}{1,6} = 31$$

O resultado acima significa que seria necessário tratar 25 (ou 31) pacientes como o nosso, de modo que um deles apresentasse uma reação adversa atribuível ao tratamento.

2.3. Probabilidade Paciente Específica de Ser Beneficiado *versus* Ser Prejudicado

PBP paciente específica é um índice que expressa a mesma informação detalhada no item 1.5, ajustado para um paciente específico. Calculada de acordo com a razão:

$$\left(\frac{1}{NNT \times f_t}\right) : \left(\frac{1}{NNP \times f_p}\right) \qquad \boxed{16\text{-}12}$$

$$(0,05 \times 2):(0,02 \times 1,6) \Rightarrow \mathbf{3:1}$$

NNT = número necessário para tratar
f_t = fração$_{tratamento}$
f_p = fração$_{prejuízo}$

O resultado acima significa que o tratamento com ondaparina apresenta uma probabilidade de 3 em beneficiar o paciente específico, contra uma probabilidade de 1 em prejudicá-lo.

AVALIAÇÃO ESTATÍSTICA DE TESTES DIAGNÓSTICOS PARA A CLÍNICA

CAPÍTULO 17

Um investigador pode realizar um estudo com o objetivo de testar um novo exame ou procedimento diagnóstico. De forma similar, um profissional de saúde pode ter de enfrentar a decisão sobre qual teste diagnóstico deveria ser utilizado por um paciente específico, quais contribuições esperar do mesmo e como interpretar a literatura médica disponível para apoiar sua conduta. No âmbito de testes diagnósticos, esta abordagem pode ser realizada com a ajuda de ferramentas matemáticas específicas.

Suponha que você está vendo um paciente no pronto-socorro com uma queixa de dor precordial iniciada há menos de 6 horas. Você pede um ECG, que é inconclusivo para insuficiência coronariana aguda. Sua instituição conta com um serviço de medicina nuclear disponível 24 horas, pronto para realizar um SPECT (*single photon emission computed tomography*) para documentar um déficit perfusional (se houver). Entretanto, antes de pedir o teste, você deseja reunir mais evidências de que o mesmo pode ser útil ao seu paciente.

Você busca a literatura e encontra um ensaio clínico compatível com o seu caso: SPECT miocárdica na avaliação de pacientes na sala de emergência com dor precordial e ECG normal ou possivelmente isquêmico. Estudo de 60 casos (Bialostozky, 1999). Você prossegue à etapa seguinte, que é determinar os índices de capacidade de detecção de doença e de significado diagnóstico do teste considerado, com base nos dados do citado estudo (Quadro 17-1).

Pautado nestes números, a utilidade do teste pode ser determinada por meio dos índices descritos a seguir:

Quadro 17-1. Resultados de SPECT no Estudo de Insuficiência Coronariana (alguns Dados Foram Alterados para Propósitos Didáticos)

	Pacientes com insuficiência coronariana	Pacientes sem insuficiência coronariana	Total
Cintigrafia alterada	19 (a)	10 (b)	29
Cintigrafia normal	6 (c)	25 (d)	31
Total	25	35	60

1. ÍNDICES DE CAPACIDADE DE DETECÇÃO

Índices de capacidade de detecção determinam a capacidade do teste em detectar indivíduos com a condição e em NÃO detectar aqueles indivíduos que NÃO a têm. Estes índices são:

1.1. Sensibilidade

A sensibilidade determina a capacidade de um teste em detectar indivíduos com a condição, a partir de uma população em que todos os indivíduos a têm. É determinada por meio da fórmula:

$$\frac{a}{(a+c)} \qquad \text{17-1}$$

$$\frac{19}{(19+6)} = 0{,}76 = \mathbf{76\%}$$

O resultado acima significa que SPECT oferece uma probabilidade de 76% em detectar insuficiência coronariana em um indivíduo que, efetivamente, a tem. Quão maior for esta proporção, menor a probabilidade de um resultado falso-negativo e maior a probabilidade de não existência da condição, no caso de um resultado negativo.

1.2. Especificidade

A especificidade determina a capacidade de um teste em NÃO detectar um resultado de teste alterado em uma população cujos indivíduos NÃO têm a condição considerada. É determinada por meio da fórmula:

$$\frac{d}{(b+d)} \qquad \text{17-2}$$

$$\frac{25}{(10+25)} = 0{,}71 = \mathbf{71\%}$$

O resultado acima significa que SPECT oferece uma probabilidade de 71% em NÃO detectar insuficiência coronariana em um indivíduo que de fato NÃO a tem. Por inferência, este teste oferece uma probabilidade de 29% em detectar esta condição em um indivíduo que NÃO a tem. Quão maior a sensibilidade, menor a probabilidade de um resultado falso-positivo e maior a probabilidade de existência da condição, no caso de um resultado positivo.

1.3. Razão de Verossimilhança

Razão de verossimilhança (RV) é um índice que agrega sensibilidade e especificidade, reforçando as conclusões de ambas. Pode ser expressa de duas formas:

1.3.1. Razão de Verossimilhança Positiva

RV positiva determina a probabilidade de um teste em detectar a condição A em vez da condição B, a primeira também sendo capaz de alterar os resultados do teste. É determinada por meio da fórmula:

$$\frac{\text{sensibilidade}}{(100 - \text{especificidade})} \qquad \boxed{17\text{-}3}$$

$$\frac{76\%}{(100\% - 71\%)} = \mathbf{2{,}6}$$

O resultado acima significa que SPECT apresenta uma probabilidade 2,6 maior em detectar insuficiência coronariana do que outra causa potencialmente associada a um resultado de SPECT alterada, tal como miocardite.

Como regra geral, as seguintes faixas de interpretação de RV podem ser adotadas:

- \> 10 → o teste tem uma capacidade elevada em detectar a condição suspeitada.
- ~ 1 → o teste tem uma capacidade limitada em detectar a condição suspeitada.
- < 0,1 → o teste tem uma capacidade baixa em detectar a condição suspeitada.

1.3.2. Razão de Verossimilhança Negativa

RV negativa determina a probabilidade de um teste em detectar a condição B, que também poderia alterar o resultado do teste, em vez da condição A. É determinada pela fórmula:

$$\frac{(100 - \text{sensibilidade})}{\text{especificidade}} \qquad \boxed{17\text{-}4}$$

$$\frac{(100 - 76)}{71} = \mathbf{0{,}33}$$

O resultado acima significa que SPECT apresenta uma probabilidade 0,33 maior em detectar uma condição diferente de insuficiência coronariana, em vez de insuficiência coronariana propriamente dita.

De acordo com estes índices de capacidade de detecção, SPECT apresenta uma boa capacidade em detectar insuficiência coronariana em um paciente com dor precordial iniciada há menos de 6 horas e um ECG inconclusivo.

2. ÍNDICES DE SIGNIFICÂNCIA DIAGNÓSTICA

Índices de significância diagnóstica determinam a capacidade de um resultado de teste positivo em representar a existência de uma condição, bem como de um resultado negativo em não a representar. Estes índices são:

2.1. Probabilidade Pré-Teste (Prevalência)

A probabilidade pré-teste determina a proporção de indivíduos com uma condição, relativamente à população sob risco. É determinada por meio da fórmula:

$$\frac{(a + c)}{(a + b + c + d)} \qquad \boxed{17\text{-}5}$$

$$\frac{25}{60} = 0{,}41 = \mathbf{41\%}$$

A utilidade da probabilidade pré-teste é tomar parte no cálculo da chance pré-teste (*próximo item*).

2.2. Chance Pré-Teste

A chance pré-teste determina a chance de um indivíduo que pertence a uma população sob risco de apresentar certa condição. Quão maior a prevalência, maior a chance. É determinada por meio da fórmula:

$$\frac{\text{prevalência}}{(1 - \text{prevalência})} \quad \boxed{17\text{-}6}$$

$$\frac{0{,}41}{0{,}59} = \mathbf{0{,}69}$$

Os resultados variam de 0 (chance nula) a 1 (a maior chance possível). A utilidade da chance pré-teste é tomar parte no cálculo da chance pós-teste (*próximo item*).

2.3. Chance Pós-Teste

A chance pós-teste determina a chance de um indivíduo que apresenta resultado de teste positivo em, efetivamente, ter a condição suspeitada. É determinada pela fórmula:

$$\text{chance pré-teste} \times \text{razão de verossimilhança positiva} \quad \boxed{17\text{-}7}$$

$$0{,}69 \times 2{,}6 = \mathbf{1{,}8}$$

O resultado acima representa uma chance pós-teste de 1,8:1 para presença efetiva de insuficiência coronariana em um indivíduo apresentando SPECT positiva.

2.4. Probabilidade Pós-Teste

A probabilidade pós-teste determina a proporção de indivíduos apresentando um resultado de teste positivo, que, efetivamente, têm a condição suspeitada. É determinada por meio da fórmula:

$$\frac{\text{chance pós-teste}}{(\text{chance pós-teste} + 1)} \quad \boxed{17\text{-}8}$$

$$\frac{1{,}8}{2{,}8} = 0{,}64 = \mathbf{64\%}$$

A probabilidade pós-teste expressa, essencialmente, o mesmo que a chance pós-teste, mas a partir de uma perspectiva coletiva.

2.5. Valor Preditivo Positivo

O valor preditivo positivo determina a proporção de indivíduos apresentando um resultado de teste positivo que, efetivamente, têm a condição suspeitada. É determinado por meio da fórmula:

$$\frac{a}{(a+b)} \quad \text{17-9}$$

$$\frac{19}{29} = 0{,}65 = \mathbf{65\%}$$

O valor preditivo positivo expressa, essencialmente, o mesmo que a probabilidade pós-teste, mas por uma abordagem matemática diferente.

2.6. Valor Preditivo Negativo

O valor preditivo negativo determina a proporção de indivíduos apresentando um resultado de teste negativo que, efetivamente, NÃO têm a condição suspeitada. É determinado por meio da fórmula:

$$\frac{d}{(c+d)} \quad \text{17-10}$$

$$\frac{25}{31} = 0{,}80 = \mathbf{80\%}$$

Expressa a probabilidade de um teste em NÃO proporcionar um resultado falso-positivo.

Com base no conjunto de resultados acima, pode-se inferir que um teste de SPECT miocárdica cintigráfica de perfusão positiva indica uma boa probabilidade para a presença de insuficiência coronariana em um paciente com queixa de dor precordial de menos de 6 horas de duração com um ECG inconclusivo para doença cardíaca isquêmica.

A determinação da prevalência de uma condição é essencial para o cálculo dos índices de chance pós-teste/probabilidade pós-teste. Uma fonte disponível a partir da qual esta informação pode ser extraída foi utilizada nos exemplos acima (um estudo clínico envolvendo o procedimento investigado). Entretanto, diferentes fontes podem ser exploradas se não houver estudos compatíveis imediatamente disponíveis:

- Banco de dados pessoal ou institucional: por exemplo, a documentação médica de seu hospital mostra que 34 pacientes são diagnosticados com insuficiência coronariana a cada 100 pacientes internados no pronto-socorro.
- Banco de dados estatístico de instituições de saúde pública.
- Estudos científicos de determinação de prevalência para diversas condições diferentes.

Entretanto, assumindo que a reunião de valores de diversas fontes será um evento provável, é recomendável solicitar o suporte de um bioestatístico.

Exemplos de índices de capacidade de detecção e de significância diagnóstica já publicados:

- *Determinação de ferritina sérica para diagnóstico de anemia por deficiência de ferro:* (1) sensibilidade, 90,4%, (2) especificidade, 84,7%, (3) valor preditivo positivo, 73%, (4) valor preditivo negativo, 95% e (5) chance pós-teste, 2,6.
- *Níveis de D-dímeros séricos > 1.092 ng/mL para detecção de trombose venosa profunda em pacientes internados com sequelas de AVC:* RV, 3,1.
- *Níveis séricos de troponina T cardíaco-específica determinados por dispositivo manual para detecção de infarto agudo do miocárdio dentro de duas horas do seu início clínico:* (1) RV+, 6,3 e (2) RV-, 0,8.

REVISÕES SISTEMÁTICAS E METANÁLISES

1. REVISÃO SISTEMÁTICA
Revisão sistemática pode ser definida como uma revisão bibliográfica abrangente, com base em protocolo e reprodutível, realizada com estudos clínicos randomizados (estudos primários). Objetiva testar uma hipótese do investigador claramente elaborada e é um estágio precedente à metanálise. Revisões sistemáticas podem ser realizadas em três estágios:

1.1. Formulação do Problema
A hipótese do investigador (*Capítulo 1*) deve ser explicitamente formulada, da mesma forma que para qualquer outro estudo científico.

1.2. Busca e Seleção de Estudos Primários
Realizadas por um membro da equipe de pesquisa denominado "buscador". Estas são as diretrizes propostas:

- Os critérios de busca e o estabelecimento de um nível de qualidade mínimo dos estudos primários devem estar formalizados no protocolo de estudo: (1) os estudos primários devem ser randomizados, (2) o objeto investigado no estudo primário deve ter sido comparado a um controle adequado, (3) a amostra estudada no estudo primário deve representar a população-alvo de interesse do investigador da revisão sistemática, tanto quantitativamente quanto qualitativamente, (4) ajustes para eventuais diferenças entre os diversos elementos dos estudos primários devem estar previstos e (5) os sujeitos do estudo primário devem ser suficientemente homogêneos no que concerne ao prognóstico.
- Os estudos primários devem ser consistentes entre si no que concerne os seguintes aspectos: (1) tipo de população, (2) tipo de doença, (3) tipo de intervenção, (4) metodologia e (5) tipo de desfecho.
- Os primeiros resultados da revisão sistemática devem ser reproduzidos por um revisor independente e esta reprodução ser estatisticamente validada.
- Restrições linguísticas devem ser evitadas.
- Estudos de distribuição não normal (*Capítulo 13*) devem ser excluídos.
- A busca deve ser abrangente e toda possível fonte deve ser considerada: bases de dados, agências fomentadoras, estudos de companhias farmacêuticas, agências regulatórias, registros de estudos clínicos e a assim chamada "literatura cinzenta" (*grey literature*).

Discrepâncias entre os achados do buscador e do revisor independente podem ser resolvidos por metodologia estatística, ou por um segundo revisor independente.

1.3. Extração de Dados dos Estudos Primários
O objetivo do buscador neste estágio é organizar os dados extraídos de estudos primários para determinar se a metanálise é factível. Sua metodologia é baseada nas seguintes diretrizes:

- Realizada de acordo com um formulário especialmente elaborado.
- Os resultados da busca devem ser reproduzidos por um revisor independente.
- A extração deve ser "cega", ou seja, o nome dos autores dos estudos primários deve ser ocultado.
- O processo de extração de dados pode ser estendido por contato direto com os autores dos estudos primários (este procedimento obviamente anularia o *status* de "cego" da pesquisa e isto deverá estar declarado).
- Os dados extraídos devem ser tabulados para inserção em um *software* adequado.

Discrepâncias entre os achados do buscador e do revisor independente podem ser resolvidos através de metodologia estatística, ou de um segundo revisor independente.

2. METANÁLISE
Metanálise é um procedimento estatístico que objetiva determinar a eficácia ou não eficácia, geralmente de uma intervenção medicamentosa, por meio da análise de dados extraídos de estudos primários selecionados a partir da revisão sistemática. Os dados extraídos dos estudos primários deverão gerar uma estimativa média agrupada de seus tamanhos de efeito (estimativa agrupada de efeitos – *veja adiante*). As seguintes variáveis podem ser avaliadas por meio de metanálises: (1) risco relativo, razão das chances, redução do risco absoluto, número necessário para tratar, (2) pontuações, (3) sensibilidade e especificidade e (4) valores de *p*.

A metanálise não é uma mera média aritmética dos resultados de diferentes estudos primários, porém, uma metodologia específica cujo objetivo é determinar a média ponderada de tamanhos de efeito de estudos primários agrupados, selecionados por meio de uma revisão sistemática. A metanálise pode ser realizada em quatro estágios:

2.1. Detecção de Viés de Publicação
O viés de publicação pode ser investigado com a ajuda de um gráfico tipo *funnel plot* (Fig. 18-1).

A média ponderada de tamanhos de efeito (estimativa agrupada de efeitos) corresponde ao eixo do funil. Quão mais elevado for n do estudo primário, maior seu peso correspondente em uma determinação de estimativa agrupada de efeitos. Esta é a razão de seus blocos correspondentes (*veja adiante*) tenderem a ficar mais próximos do eixo do funil. O oposto é verdadeiro para estudos primários com n menor, em razão da maior variabilidade de resultados.

Este tipo de distribuição tende a gerar uma representação gráfica afunilada característica. Uma eventual tendenciosidade de publicação poderá ser visualizada por meio da pobreza gráfica de estudos primários (campo trapezoide), geralmente associada a resultados negativos e/ou n pequeno. Como tal, quão mais próximo a um formato piramidal for um *funnel plot*, mais fraca a tendenciosidade de publicação. O nível de tendenciosidade de publicação aceitável e a extensão à qual ela compromete a qualidade da metanálise devem ser determinados pelos investigadores.

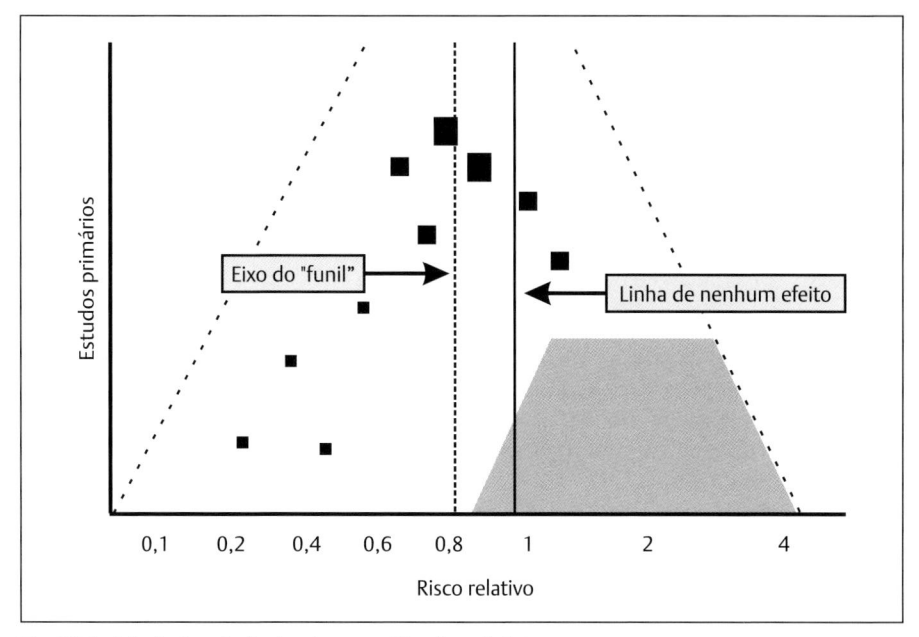

Fig. 18-1. Principais referências de um gráfico *funnel plot*.

2.2. Análise de Heterogeneidade

A heterogeneidade de estudos primários causada por diferenças entre estes estudos é uma circunstância esperada. Sua análise é crucial para definir se o agrupamento de estudos primários selecionados é adequado à metanálise. A heterogeneidade pode-se manifestar de duas formas, com abordagens retificadoras correspondentes:

- *Heterogeneidade clínica:* requer avaliação baseada em dados clínicos.
- *Heterogeneidade metodológica:* requer quantificação estatística. Neste caso, os investigadores devem assumir a heterogeneidade entre os estudos primários como a hipótese de nulidade (H_0). Portanto, rejeitar H_0 significa que haveria homogeneidade suficiente entre estes estudos ($p < 0,10$ geralmente é aceitável). A limitação de testes estatísticos é que o seu poder em detectar homogeneidade estatisticamente significativa é enfraquecido entre estudos primários com n pequeno e com agrupamentos de poucos estudos primários.

Se homogeneidade não for demonstrada, não é aconselhável passar do estágio de revisão sistemática para a metanálise.

2.3. Determinação Estatística Sumarizada

Determinação estatística sumarizada corresponde à especificação de tamanho do efeito de cada estudo primário, individualmente. É uma etapa necessária para a determinação da média ponderada da metanálise.

2.4. Realização e Expressão da Metanálise

A estimativa agrupada de tamanhos do efeito de estudos individuais pode ser calculada como uma média ponderada:

$$\text{média ponderada da metanálise} = \frac{\sum T_i P_i}{\sum P_i} \quad \boxed{18\text{-}1}$$

i = individual
T_i = tamanho do efeito atribuído ao estudo primário i
P_i = preso atribuído ao estudo primário i

O erro padrão da média (*Capítulo 12*) desta estimativa agrupada pode ser utilizado para determinar o intervalo de confiança de 95% (*Capítulo 12*), bem como *p* correspondente.

Uma das formas mais populares de representar graficamente a metanálise é o *forest plot* (representação gráfica dos intervalos de confiança). Seus elementos gráficos estão detalhados na Figura 18-2.

- *Bloco:* o bloco representa a média ponderada (estimativa pontual) do estudo primário x. Seu tamanho relativo e a proximidade da estimativa agrupada da metanálise (média ponderada da metanálise) são proporcionais ao peso relativo do estudo primário x.
- *Linha do intervalo de confiança de 95%:* a linha do intervalo de confiança de 95% representa o intervalo de confiança do estudo primários x. Quão mais estreita ela for, maiores deverão ser tanto o peso do estudo primário x quanto sua proximidade à estimativa ponderada da metanálise. Para ser significativa no contexto de uma metanálise, ela não poderá tocar a "linha de nenhum efeito".
- *Linha de significância (linha de nenhum efeito):* a linha de significância representa a neutralidade do valor da variável relacionada com o desfecho do estudo primário x.
- *Média ponderada da metanálise:* a média ponderada da metanálise representa, verticalmente, a média ponderada dos tamanhos do efeito, obtida por meio de metanálise.
- *Estimativa agrupada:* a estimativa agrupada representa a média ponderada dos tamanhos do efeito, obtida por meio da metanálise. Sua largura corresponde ao intervalo de confiança de 95%.

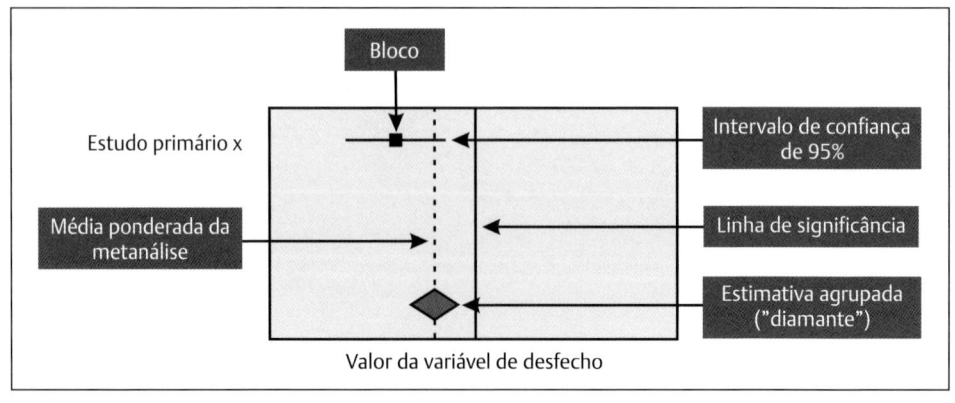

Fig. 18-2. Principais referências de um gráfico *funnel plot*.

Um exemplo de metanálise hipotética sobre a eficácia de uma vacina, com base na análise do risco relativo de se ser protegido da doença a ser prevenida, é mostrada na Figura 18-3.

Uma estimativa agrupada demonstra o efeito protetor proporcionado pela vacina. Não obstante, a significância estatística deste resultado – p – também deve ser determinada. Dados adicionais ao *forest plot* são: (1) n, (2) média e desvio-padrão, (3) p de cada estudo primário, (4) intervalo de confiança de 95% geral da metanálise e (5) resultado do teste de heterogeneidade, com significância estatística.

3. OPÇÕES CASO A REALIZAÇÃO DA METANÁLISE NÃO SEJA RECOMENDÁVEL

- Manter a pesquisa como revisão sistemática apenas.
- Realizar metanálise de subgrupo: em uma metanálise de subgrupo, uma população heterogênea de estudos primários é subdividida em dois subgrupos homogêneos. O resultado pode ser expresso como um gráfico *forest plot*. Uma metanálise envolvendo 10 estudos primários considerada como heterogênea é exemplificada na Figura 18-4.

É possível obter duas estimativas agrupadas separadas pela divisão dos diferentes estudos primários em dois subgrupos (Fig. 18-5).

- Realizar análise de sensibilidade: num contexto de metanálise, análise de sensibilidade consiste em uma reanálise do conjunto de dados de estudos primários, objetivando determinar se identificar possíveis confundidores (tipo de intervenção, perfil do sujeito de pesquisa, variáveis de desfecho) ou diminuir a heterogeneidade entre os mesmos poderia resultar em um desfecho final ou interpretação diferentes. Este procedimento pode possibilitar um novo estudo de metanálise.

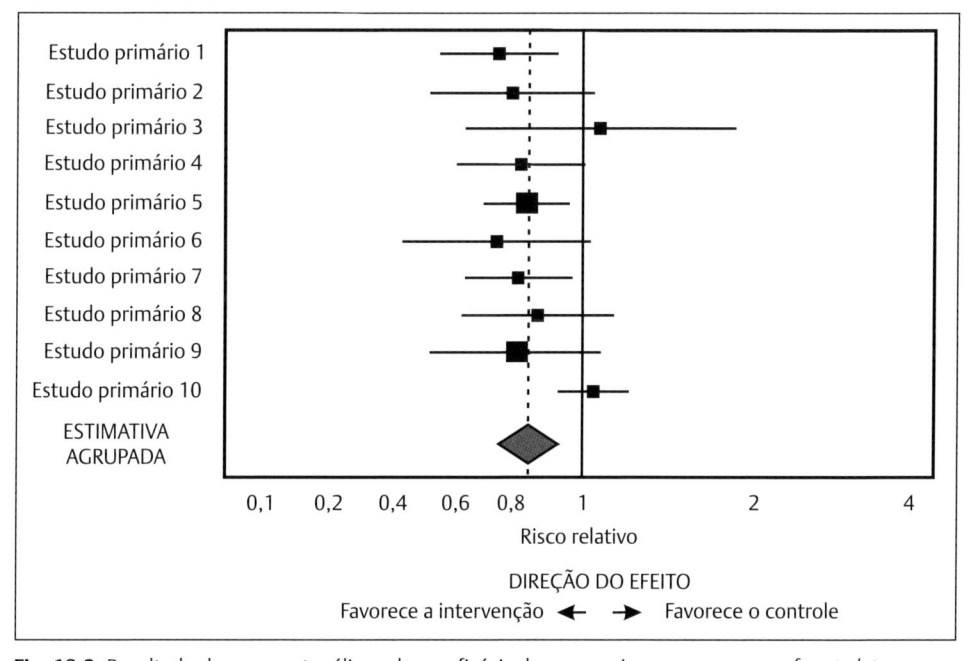

Fig. 18-3. Resultado de uma metanálise sobre a eficácia de uma vacina expressa como *forest plot*.

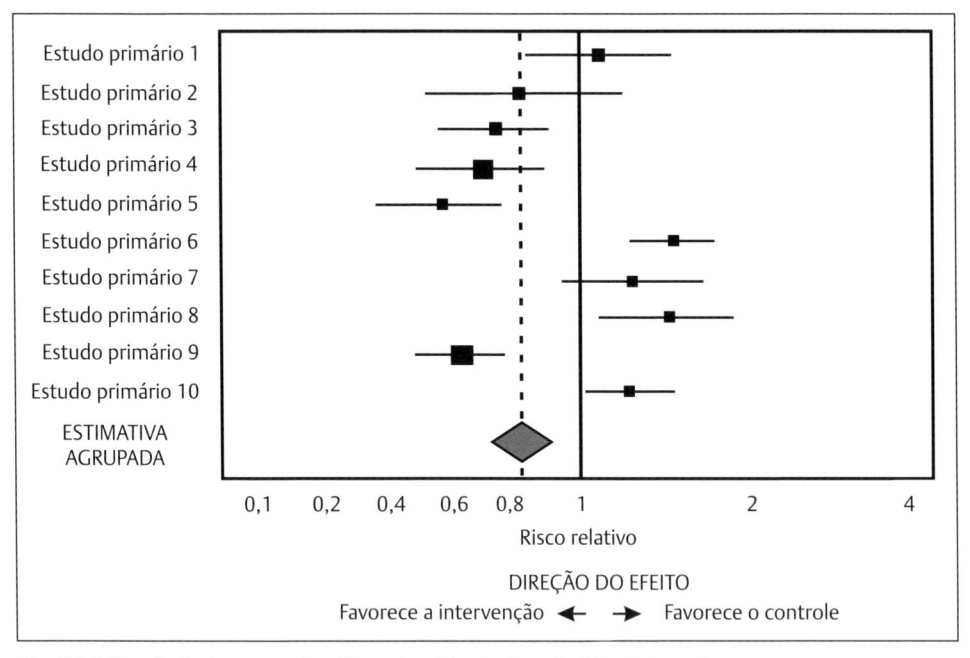

Fig. 18-4. Resultado de uma metanálise sobre 10 estudos primários heterogêneos.

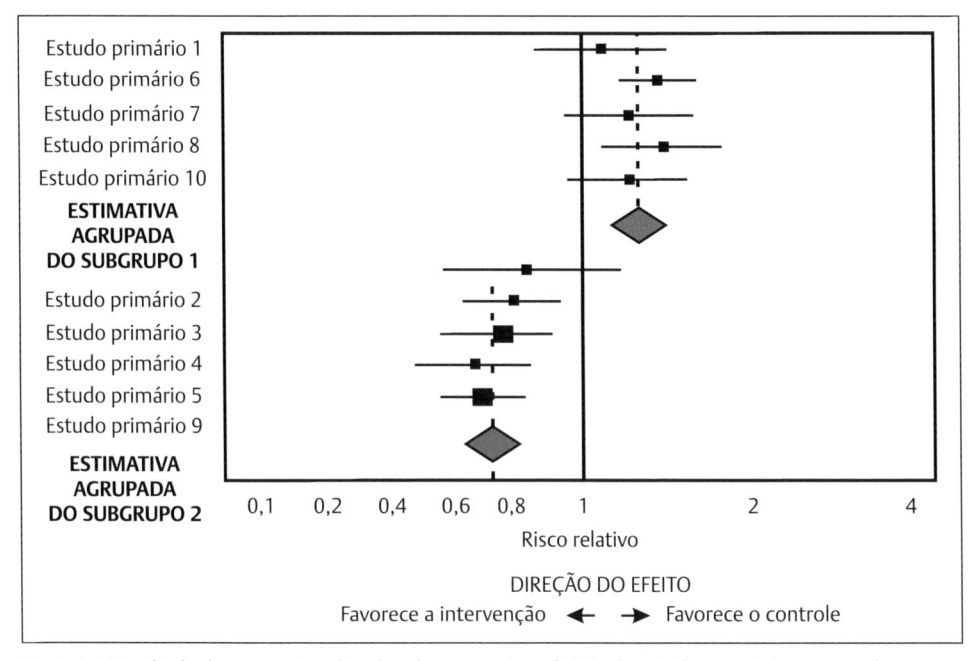

Fig. 18-5. Resultado de uma metanálise de subgrupo após a divisão de estudos primários como subgrupos.

- Realizar análise de metarregressão: análise de metarregressão é um procedimento estatístico que objetiva identificar e quantificar fontes de heterogeneidade entre estudos primários. Ferramentas como regressão linear múltipla (*Capítulo 19*) ou regressão logística são empregadas para explorar a relação entre os parâmetros de estudos primários como localização geográfica, idade dos sujeitos de pesquisa e tamanho do efeito.

4. LIMITAÇÕES DA REVISÃO SISTEMÁTICA E METANÁLISE
- *Viés de publicação:* (1) viés de citação (estudos positivos são mais prováveis de serem publicados), (2) viés linguístico (estudos primários em inglês são mais prováveis de serem publicados), (3) estudos derivados da "literatura cinzenta" são mais difíceis de encontrar, (4) estudos positivos são publicados mais rapidamente do que estudos negativos, (5) estudos com n maior são mais prováveis de serem publicados e (6) estudos com n menor são mais prováveis de serem publicados se mostrarem resultados positivos.
- *Curva de aprendizado do buscador e do revisor independente:* buscadores e revisores independestes inexperientes tendem a cometer erros de avaliação e metodológicos durante sua pesquisa. A participação de um pesquisador experiente pode compensar por esta limitação.

5. SUMÁRIO DOS ESTÁGIOS DA REVISÃO SISTEMÁTICA/METANÁLISE
- *Revisão sistemática:* (1) formulação do problema, (2) busca e seleção de estudos primários e (3) extração de dados dos estudos primários.
- *Metanálise:* (1) detecção de viés de publicação, (2) análise de heterogeneidade, (3) determinação das estatísticas sumarizantes e (4) realização e expressão da metanálise.
- *Opções caso a realização da metanálise não seja aconselhável:* (1) manter a pesquisa como revisão sistemática apenas, (2) realizar metanálise de subgrupo, (3) realizar análise de sensibilidade e (4) realizar análise de metarregressão.

CORRELAÇÃO E REGRESSÃO

Por vezes, a hipótese do investigador não envolve a busca por diferenças estatisticamente significativas entre grupos, porém, determinar se duas variáveis diferentes do estudo relacionam-se uma com a outra. E, se for o caso, predizer o valor de uma destas variáveis com base no valor da outra poderá ser factível. Duas ferramentas matemáticas são disponíveis para atingir estes objetivos, respectivamente: correlação e regressão.

Obs.: os recursos de correlação e regressão podem ser utilizados por meio de aplicativos *on-line* amplamente disponíveis. Detalharemos aqui seu desenvolvimento da forma convencional por propósitos didáticos

1. CORRELAÇÃO

A correlação tem dois objetivos: (1) quantificar o grau de ligação entre um par de variáveis e (2) determinar a direção desta relação (*veja adiante*). A plausibilidade biológica requer que, em âmbito clínico, a variável "mais forte" influencie a variável "mais susceptível". Esta proposição implica dois conceitos opostos:

- *Variável independente:* a variável independente é aquela que tem influência sobre a variável dependente, mas que, por sua vez, não é influenciada por esta última. Em termos didáticos, seria a variável "dominante". Por exemplo, temperatura corporal (variável independente) influencia a frequência cardíaca (variável dependente), em vez do oposto. Convencionalmente, é identificada como x e graficamente representada pelo eixo horizontal (eixo x).
- *Variável dependente:* a variável dependente é aquela que é influenciada pela variável independente, mas que, por sua vez, não tem influência sobre esta última. Em termos didáticos, seria a variável "submissa". Por exemplo, a frequência cardíaca (variável dependente) é influenciada pela temperatura corporal (variável independente), em lugar do oposto. Convencionalmente, é identificada como y e graficamente representada pelo eixo horizontal (eixo y).

Por exemplo: dados de peso corporal e pressão arterial sanguínea média de uma coorte de 26 homens de meia-idade com sobrepeso são tabulados (Quadro 19-1). A plausibilidade biológica implica que o peso corporal é a variável independente (x) e a pressão arterial sanguínea média é a variável dependente (y).

Primeiramente devemos verificar se há algum indício de relação entre ambas as variáveis através de um gráfico, bem como quantificá-la (Fig. 19-1).

Quadro 19-1. Dados de uma Coorte de 26 Homens de Meia-Idade com Sobrepeso

Paciente	Peso corporal (kg)* (x)	Pressão arterial sanguínea média (mmHg) (y)
1	20	80
2	30	78
3	40	90
4	50	92
5	60	76
6	70	78
7	80	86
8	90	76
9	100	108
10	110	74
11	120	85
12	130	108
13	140	110
14	150	88
15	160	90
16	170	80
17	180	118
18	20	150
19	30	89
20	40	90
21	50	75
22	60	78
23	70	108
24	80	145
25	90	198
26	100	149
Média	**142,8**	**99,9**

* Os valores são irrealísticos. Seu propósito é apenas demonstrar os conceitos propostos em uma forma didática.

CAPÍTULO 19 • CORRELAÇÃO E REGRESSÃO

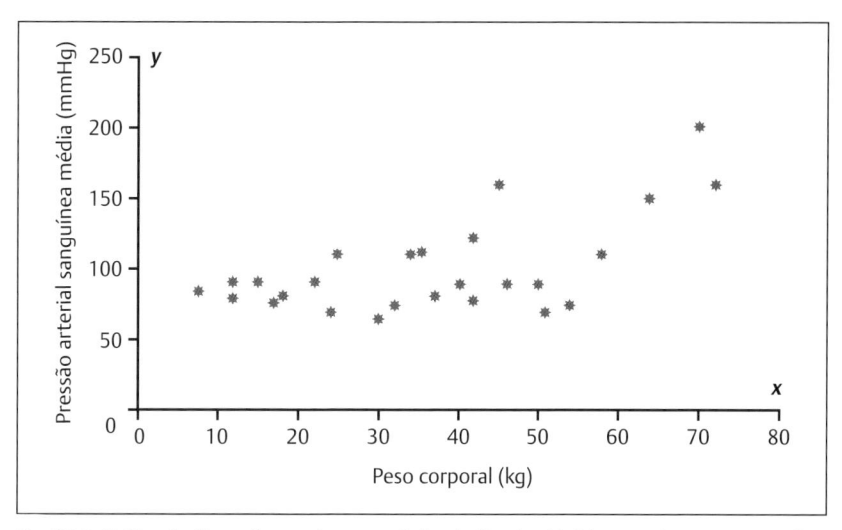

Fig. 19-1. Gráfico de dispersão com base nos dados do Quadro 19-1 (os asteriscos correspondem à variável independente – peso corporal).

Com base em uma simples análise visual, é possível observar a correlação entre as variáveis de peso corporal e pressão arterial sanguínea média, ou seja, quão mais elevado o peso corporal, mais elevada a pressão arterial sanguínea média. Para se quantificar melhor esta relação, um índice denominado **coeficiente de correlação** deverá ser determinado. Um dos mais comumente utilizados é o **coeficiente de correlação de Pearson** (r). Ele é determinado por meio da fórmula:

$$r = \frac{\Sigma(x - \bar{x})(y - \bar{y})}{\sqrt{\Sigma(x - \bar{x})^2 \Sigma(y - \bar{y})^2}}$$

19-1

$\bar{x}$ = média dos valores de x
$\bar{y}$ = média dos valores de y

$$r = \frac{(20-142,8) + (30-142,8) + \cdots + (100-142,8) \times (80-99,9) + \cdots + (198-99,9) + (149-99,9)}{\sqrt{(20-142,8)^2 + (30-142,8)^2 + \cdots + (100-142,8)^2 \times (80-99,9)^2 + \cdots + (198-99,9)^2 + (149-99,9)^2}} = +0,57$$

r oscila entre -1 e +1+ (- denota uma direção **negativa** e + uma **direção** positiva). Inferências possíveis com base nestes dados são:

- Quão mais próximo de 0 mais fraca a correlação (a variável dependente é "indiferente" a alterações da variável independente).
- Quão mais próximo de 1 (positivo ou negativo) mais forte a correlação, a variável dependente se alterando de acordo com a variável independente, da seguinte forma:
  - Quão mais próximo de -1, mais a variável dependente se distancia da variável independente (se esta última se eleva, então a primeira diminui, e vice-versa).
  - Quão mais próximo de +1, mais ambas as variáveis de alteram em paralelo (se a variável independente se eleva ou reduz, a variável dependente a segue).

Empiricamente, o grau de correlação pode ser classificado como (tanto em direção negativa quanto positiva):

- *0 a 0,03:* nulo.
- *0,04 a 0,35:* fraco.
- *0,36 a 0,65:* moderado.
- *0,66 a 0,95:* forte.
- *0,96 a 1,0:* muito forte.

No exemplo acima, $r = $ **+ 0,57**. O valor numérico propriamente dito representa uma correlação moderada entre peso corporal e a pressão arterial sanguínea média. Já a direção positiva implica duas possibilidades: (1) espera-se que a pressão arterial sanguínea média se eleve na medida em que o peso corporal se elevar, e (2) espera-se que a pressão arterial sanguínea média reduza na medida em que o peso corporal também reduz.

2. REGRESSÃO

A regressão* (regressão linear) faz a correlação dar um passo adiante, pela efetiva predição do valor da variável dependente com base no valor da variável independente, ao mesmo tempo em que ela quantifica a força e a direção desta predição. Este método é baseado na assim chamada **linha de regressão**, determinada pela **fórmula de regressão linear**:

$$y' = 4 + 2x \qquad \boxed{19\text{-}2}$$

y' = valor da variável dependente a ser predito
x = variável independente

Isto significa que, se $x = 2$, então $y' = 8$. Graficamente, esta linha seria representada como na Figura 19-2.

A linha de regressão cruza tão próxima quanto possível todos os pontos de interseção de um gráfico. Desta forma, espera-se que a mesma represente a tendência dos dados agrupados, bem como sua direção (linha ascendente, plana ou descendente). Dois importantes elementos da linha de regressão são:

- *Inclinação:* a inclinação da linha informa acerca do tamanho da influência que x tem sobre y, isto é, quão mais inclinada for a linha, maior esta influência.
- *Intercepto-y:* intercepto-y representa o ponto onde a linha de regressão toca o eixo-y. Informa acerca do valor da variável dependente quando a variável independente é igual a 0.

Para predizer uma variável dependente é primeiramente necessário criar um gráfico de regressão linear, por meio do acréscimo de uma linha de regressão à dispersão de correlação da população estudada. Utilizemos o exemplo da Figura 19-1 (Fig. 19-3).

A interpretação de um gráfico de regressão linear pode depender tanto da análise visual (quão mais próximo dos pontos de interseção, maior o nível de precisão da predição) quanto da plausibilidade biológica. Pode-se, também, utilizar a fórmula de regressão linear para se predizer a pressão arterial sanguínea média (y) baseando-se em quaisquer

---

* O termo "regressão" não implica em uma dimensão temporal ao problema; ele tão somente representa um aspecto histórico do desenvolvimento desta ferramenta.

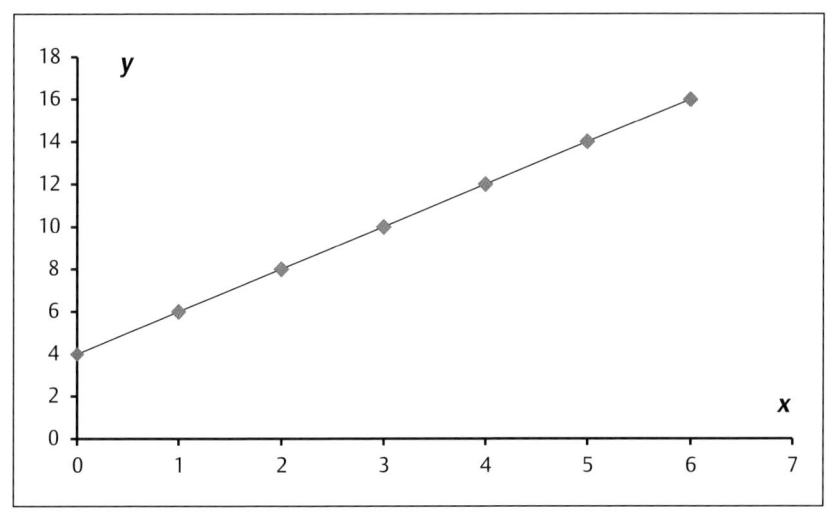

Fig. 19-2. Linha de regressão traçada de acordo com a interseção das variáveis independentes e dependentes. Presume-se que estas variáveis apresentem uma relação linear.

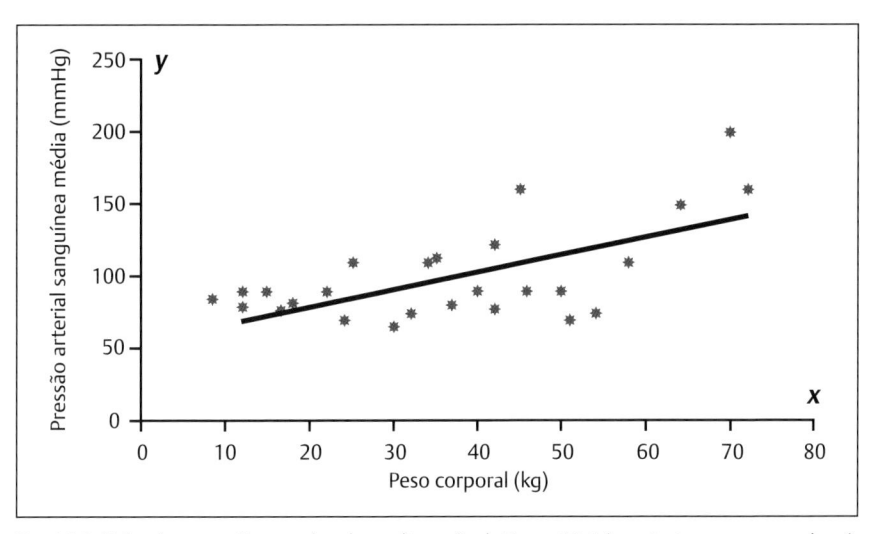

Fig. 19-3. Linha de regressão traçada sobre a dispersão da Figura 19-1 (os asteriscos correspondem à variável independente – peso corporal).

valores de peso corporal (x) por meio da substituição de 4 por a e de 2 por b ou -b, representando o intercepto-y e a inclinação, respectivamente:

$$y' = a + bx \qquad \text{19-3}$$

ou

$$y' = a + (-bx) \qquad \text{19-4}$$

y' = valor a ser predito
a = intercepto-y
b = inclinação ascendente (direção positiva)
-b = inclinação descendente (direção negativa)
x = variável independentee

a e b são, efetivamente, os **coeficientes de regressão**, que devem ser calculados antes de y' ser determinado. As fórmulas para os seus cálculos são, respectivamente:

$$a = \bar{y} - b\bar{x} \qquad \text{19-5}$$

$$b = \frac{\sum(x - \bar{x})(y - \bar{y})}{\sum(x - \bar{x})^2} \qquad \text{19-6}$$

$\bar{x}$ = média dos valores de x
$\bar{y}$ = média dos valores de y

Aplicando os dados do Quadro 19-1, obtemos os seguintes valores:

$$a = 99{,}9 - (0{,}235 \times 142{,}8) = \mathbf{66{,}2}$$

$$b = \frac{(20 - 142{,}8)(80 - 99{,}9) + (30 - 142{,}8)(78 - 99{,}9) + \cdots + (90 - 142{,}8)(198 - 99{,}9) + (100 - 142{,}8)(149 - 99{,}9)}{(20 - 142{,}8)^2 + (30 - 142{,}8)^2 + \cdots + (90 - 142{,}8)^2 + (100 - 142{,}8)^2} = \mathbf{0{,}235}$$

Suponha que desejemos predizer a pressão arterial sanguínea média para o sujeito 12 da nossa coorte. Seu peso corporal é 130 kg.

$$y' = a + bx$$

$$y' = 66{,}2 + 0{,}235(130) = \mathbf{96{,}7\ mmHg}$$

Não obstante, é também necessário determinar o quanto este valor de pressão arterial sanguínea média (y') é explicável pelo seu peso corporal (x), de acordo com este modelo. Isto é alcançável pelo **coeficiente de determinação** (R^2):

$$R^{2*} = r^2$$

19-7

r = coeficiente de correlação de Pearson
*Lê-se "R dois".

$$R^2 = +0,57^2 = \mathbf{0,32 \text{ ou } 32\%}$$

Este valor significa que, de todas as possíveis razões para o paciente 12 apresentar uma pressão arterial sanguínea média (y') de 96,7 mmHg, 32% podem ser explicadas pelo seu peso corporal de 130 kg (x), segundo o modelo de regressão linear.

3. REGRESSÃO LINEAR MÚLTIPLA

Eventualmente, duas ou mais variáveis independentes estão disponíveis para predizer-se variável dependente. Estas variáveis independentes podem ser consideradas em combinação para estimar-se o valor de uma variável dependente, por meio da **análise multivariável** (*Capítulo 8*). Há diversas ferramentas disponíveis para realizar a análise multivariável, sendo que focaremos na **regressão linear múltipla** para demonstrar este tipo de recurso. Detalhemos, então, a regressão linear múltipla estendendo o exemplo utilizado no Quadro 19-1 (Quadro 19-2).

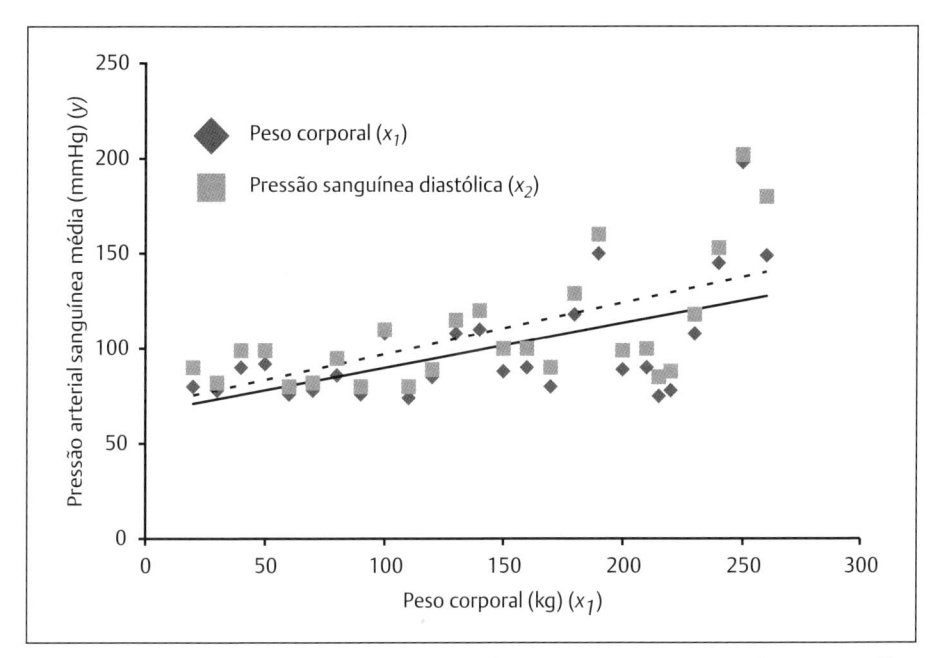

Fig. 19-4. Linhas de regressão para duas variáveis independentes – x_1 e x_2 –, traçadas em um gráfico de dispersão construído para o Quadro 19-2 (a linha contínua representa x_1 e a linha tracejada x_2).

Quadro 19-2. Dados da Coorte de 26 Homens de Meia-idade com Sobrepeso, Considerando a Pressão Arterial Sanguínea Diastólica como uma Segunda Variável Independente

Paciente	Peso corporal (kg) (x_1)	Pressão arterial sanguínea diastólica (mmHg) (x_2)	Pressão arterial sanguínea média (mmHg) (y)
1	20	90	80
2	30	82	78
3	40	99	90
4	50	99	92
5	60	80	76
6	70	82	78
7	80	95	86
8	90	80	76
9	100	110	108
10	110	80	74
11	120	89	85
12	130	115	108
13	140	120	110
14	150	100	88
15	160	100	90
16	170	90	80
17	180	129	118
18	20	160	150
19	30	99	89
20	40	100	90
21	50	85	75
22	60	88	78
23	70	118	108
24	80	153	145
25	90	202	198
26	100	180	149
Média	142,8	108,6	99,9

Inserindo estes dados em um gráfico de dispersão e adicionando uma linha de tendência para cada variável independente, podemos constatar que x_1 e x_2 têm diferentes efeitos sobre y, como representado na Figura 19-4.

Observe como a segunda variável independente – pressão arterial sanguínea diastólica (x_2) – gera, por si só, uma inclinação mais íngreme em direção a valores de pressão arterial sanguínea média mais elevados. Podemos, portanto, propor que, para predizer a pressão arterial sanguínea média de uma forma mais "realista", seria indicado considerar ambas as variáveis independentes de forma combinada. Se o investigador assim decidir, ele ou ela terá duas opções, de acordo com o padrão de interação entre as variáveis independentes:

- *Variáveis independentes não interagem:* neste caso, a **fórmula de regressão linear múltipla** pode ser diretamente aplicada. Com este recurso, a variável dependente tende a se alterar *linearmente* (ou seja, proporcionalmente) com a soma ponderada das variáveis independentes. Na fórmula de regressão linear múltipla, **coeficientes de regressão parciais** – $b_1, b_2,... b_k$ – são utilizados, em vez de coeficientes de regressão:

$$y' = a + b_{1x_1} + b_{2x_2} + \cdots + b_{kx_k} \qquad \text{19-8}$$

y' = valor a ser predito (variável dependente)
a = intercepto-y
b_1 = coeficiente de regressão parcial para x_1
x_1 = variável independente 1
b_2 = coeficiente de regressão parcial para x_2
x_2 = variável independente 2
b_k = coeficiente de regressão parcial para x_k
x_k = uma dada variável independente

Neste âmbito, alterações em uma variável independente, por exemplo, x_1, alteram y' por si só e não através de influência indireta sobre outras variáveis independentes. Em Ciências Médicas, esta situação representa uma minoria de casos e o exemplo utilizado não é exceção.

- *Variáveis independentes interagem:* no exemplo acima, peso corporal e pressão arterial sanguínea diastólica – nossas assim chamadas variáveis "independentes" – são, de fato, mutuamente influentes. Sabe-se que pacientes com peso corporal elevado são propensos a apresentar uma pressão arterial sanguínea diastólica elevada. Portanto, o peso corporal seria uma "variável independente" para a pressão arterial sanguínea diastólica, agora a "variável dependente". Neste cenário, a aplicação da fórmula de regressão linear múltipla não pode ser diretamente aplicada. Coeficientes de regressão parcial devem ser matematicamente ajustados de acordo com o grau de força da influência recíproca entre as assim chamadas variáveis independentes que estes coeficientes representam (método detalhado em outra fonte). Este grau de força deve ser estatisticamente validado, antes de incluir coeficientes de regressão parcial ajustados na análise. Em Ciências Médicas, esta situação representa a maioria dos casos.

ANÁLISE PER-PROTOCOLO E ANÁLISE DE INTENÇÃO DE TRATAR

CAPÍTULO 20

Espera-se que uma equipe de pesquisa estabeleça uma aderência estrita a um protocolo de estudo randomizado. Entretanto, apesar de o sujeito de pesquisa ser plenamente orientado acerca de seu papel, ocasionalmente ele ou ela pode falhar em cumprir as instruções durante o estudo. De fato, investigadores têm um controle pobre sobre estes fenômenos porque o sujeito de pesquisa, uma vez deixando a visita médica e retornando à sua rotina diária, estará tão sujeito a falhas como em qualquer tratamento médico (esquecimento, autonegligência, não aderência às visitas do estudo).

Esta situação gera um dilema significativo à equipe de pesquisa, que será forçada a escolher uma das seguintes abordagens para análise final dos resultados do estudo, ambas com suas vantagens e limitações.

1. ANÁLISE PER-PROTOCOLO

Na análise per-protocolo, os investigadores mantêm-se absolutamente estritos acerca da aderência do sujeito de pesquisa ao protocolo de estudo:

- *Vantagem:* a confiabilidade será mais bem preservada, uma vez que erros gerados pelos sujeitos de pesquisa serão evitados. Espera-se, portanto, que todos os sujeitos de pesquisa que falharem em cumprir estritamente o protocolo de estudo sejam excluídos da análise final.
- *Limitações:* aderência total a uma orientação medicamentosa ou terapêutica prescrita não é, frequentemente, observada na prática diária, porém, sim, pequenas falhas que, em geral, não comprometem a integridade do tratamento ou o seu sucesso. Se a equipe de pesquisa rejeitar este padrão, então ela estaria se alienando das assim chamadas situações do "mundo real".

Em estudos randomizados, se estabelece que somente sujeitos de pesquisa plenamente aderentes deveriam ser considerados para análise final, um critério de seleção estaria sendo gerado, podendo corromper a aleatoriedade. Esta situação corresponderia em si mesma a um viés.

Se somente sujeitos de pesquisa plenamente aderidos forem considerados para análise final, *n* do estudo poderia ser severamente diminuído.

2. ANÁLISE DE INTENÇÃO DE TRATAR

Na análise de intenção de tratar, os investigadores assumem uma atitude de tolerância controlada em relação às falhas de aderência do sujeito de pesquisa ao protocolo.

- *Vantagens:* (1) tolerar falhas de aderência do sujeito de pesquisa ao protocolo – assumindo que NÃO se tratam de falhas graves – pode proporcionar uma previsão mais confiável acerca da prática do "mundo real", onde a droga ou vacina testadas serão, efetivamente, utilizadas. Não obstante, espera-se que a randomização propriamente dita dilua uniformemente estas falhas, minimizando, portanto, o erro aleatório; (2) proteção à randomização por meio da manutenção dos sujeitos de pesquisa nos grupos de estudos aos quais eles foram inicialmente alocados, durante a análise final; (3) um sujeito de pesquisa parcialmente aderente pode ter assim se comportado em razão de um evento adverso relacionado com a droga ou vacina testados. Mantendo-o na análise final, esta importante informação será preservada, evitando-se assim erros de análise de segurança e; (4) sujeitos de pesquisa não aderentes ao protocolo podem representar indivíduos que também são não aderentes a outros aspectos relacionados com a própria saúde. Assim, mantendo-os na análise final, a geração de amostras falsamente "mais doentes" ou "mais saudáveis", com o viés que a acompanharia, seria evitada.
- *Limitação:* a inclusão de sujeitos de pesquisa não plenamente aderentes ao protocolo de estudo deslocaria a conclusão do estudo distante da verdade.

É importante estabelecer o limite entre falha de protocolo e não aderência ao protocolo de estudo (o qual deveria ser caracterizado como *dropout*). Este parâmetro deve estar declarado pela equipe de pesquisa no protocolo de estudo, baseando-se nos seguintes parâmetros sugeridos: (1) frequência tolerável de falhas posológicas, (2) frequência tolerável de não comparecimento a visitas do estudo e (3) os sujeitos de pesquisa não devem faltar às visitas agendadas para as medidas de variáveis de eficácia e de segurança.

Intenção de tratar é, portanto, um tipo de análise de resultados do estudo em que a aderência parcial ao protocolo é tolerada, em troca de suas respectivas vantagens. Na análise per-protocolo, somente sujeitos estritamente aderidos ao protocolo de estudo são levados em conta para a análise final.

Tanto a análise de intenção de tratar quanto a análise per-protocolo podem ser realizadas no mesmo estudo. Por exemplo: a eficácia de um novo inibidor da transcriptase reversa não nucleosídico em elevar a contagem de células T CD4+ em pacientes HIV+ (grupo A) é testada, contra um inibidor de referência pertencente à mesma classe (grupo B). Resultados estão detalhados no Quadro 20-1.

Uma possível solução para o dilema de qual abordagem adotar é utilizar ambas. Se os resultados coincidirem, a conclusão do estudo estará reforçada. Caso contrário, a análise de intenção de tratar poderá ser preferível, por duas razões: (1) randomização mais bem preservada e (2) em geral, um erro tipo II é mais seguro para a Medicina do que um erro tipo I.

Quadro 20-1. Resultados das Contagens de Células T CD4+ (células/mm^3) para os Grupos A e B, como Análise Per-Protocolo e Análise de Intenção de tratar

	Análise per-protocolo		Análise de intenção de tratar	
n	30	39	44	45
Grupo A	503	702	439	490
Grupo B	550	608	490	600

BIBLIOGRAFIA

Altman DG. Statistics and ethics in medical research. III How large a sample? *Br Med J* 1980 Nov. 15;281:1336-8.
Basic statistics for clinicians. *Canadian Medical Association Journal.* (Acesso em 2017 apr. 5). Disponível em: http://www.cmaj.ca.
Bialostozky D, Lopez-Meneses M, Crespo L *et al.* Myocardial perfusion scintigraphy (SPECT) in the evaluation of patients in the emergency room with precordial pain and normal or doubtful ischemic ECG. Study 60 cases. *Arch Inst Cardiol Mex.* 1999 Nov-Dec.;69(7):534-45.
Bodrogi J, Kaló Z. Principles of pharmacoeconomics and their impact on strategic imperatives of pharmaceutical research and development. *Br J Pharmacol.* 2010 Apr;159(7): 1367-73.
Brown GC, Brown MM. Value-based medicine and pharmacoeconomics. *Dev Ophthalmol.* 2016;55:381-90.
CDC/World Fund Programme. A Manual: measuring and interpreting malnutrition and mortality. UNHRC. 2005.
Center for Health Evidence. Disponível em: www.cche.net/default.asp.
Centre for Evidence Based Medicine. Department of Medicine, Toronto General Hospital. (Acesso em 2016 mar 5). Disponível em: www.cebm.utoronto.ca.
Cochrane Handbook for Systematic Reviews of Interventions (5.0.1). The Cochrane Collaboration.
Sackett DL *et al. Evidence-based medicine: how to practice and teach EBM,* 2nd ed. Philadelphia: Elsevier Health Sciences; 2001.
Drummond JP, Silva E. *Medicina baseada em evidências - Novo Paradigma Assistencial e Pedagógico.* Rio de Janeiro: Atheneu, 1998.
Estrela C. *Metodologia científica - Ensino e pesquisa em odontologia.* Porto Alergre: Editora Artes Médicas (Divisão Odontológica), 2001.
Everitt B. *Medical statistics from A to Z. A guide for clinicians and medical students,* 2nd ed. Londres: Cambridge University Press 2006.
Everitt BS *et al. Encyclopaedic companion to medical statistics.* Londres: Hodder Arnold, 2005.
Everitt BS. *The Cambridge Dictionary of Statistics in the Medical Sciences.* Londres: Cambridge University Press, 1995.
Green S. Systematic reviews and meta-analysis. *Singapore Med J* 2005;46(6):270-4.
http://sphweb.bumc.bu.edu/otlt/MPH-Modules/EP/EP713_DiseaseFrequency/EP713_DiseaseFrequency4.html (accessed 5/3/2016)
Hulley SB *et al. Designing clinical research: an epidemiological approach.* 2nd ed. Philadelphia: Lippincott Williams & Wilkins, 2001.
Jaeschke R, Guyatt G, Shannon H *et al.* Assessing the effects of treatment: measures of association. *Can Med Assoc J* 1995;152:351-7.
Katz MH. *Multivariable analysis. A practical guide for clinicians.* Londres: Cambridge University Press, 1999.
Laupacis A, Sackett DL, Roberts RS. An assessment of clinically useful measures of the consequences of treatment. *New Engl J Med* 1988 June 30;318(26):1728-33.
Medronho RA *et al. Epidemiologia.* 2nd ed. Rio de Janeiro: Atheneu, 2009.

Merriam-Webster Online Dictionary (www.merriam-webster.com).
Mitchell H, Katz MH. *Multivariable analysis. A practical guide for clinicians.* Londres: Cambridge University Press, 1999.
Montori VM, Swiontkowski MF, Cook DJ. Methodologic issues in systematic reviews and meta-analysis. *Clin Orthop Rel Res* 2003 Aug.;413:43-54.
Neto PLOC. *Estatística.* São Paulo: Editora Edgard Blücher Ltda, 1977.
Oliveira GG. *Ensaios clínicos. Princípios e prática.* Editora Anvisa, 2006.
Pai M, McCulloch M, Gorman JD et al. Systematic reviews and meta-analysis: an illustrated, step-by-step guide. *Natl Me J India* 2004;17:86-95.
Petrie A, Bulman JS, Osborn JF. Further statistics in dentistry. Part 6: Multiple linear regression. *Br Dent J.* 2002 Dec. 21;193(12):675-82.
Rascati KL. *Essentials of pharmacoeconomics.* Philadelphia: Wolters Kluwer Health, 2009.
Sackett DL et al. *Evidence-based medicine: how to practice and teach EBM,* 2nd ed. Philadelphia: Elsevier Health Sciences, 2001.
Sauerland S, Seiler CM. Role of systematic reviews and meta-analysis in evidence-based medicine. *World J Surg.* 2005;29:582-7.
Schmuller J. *Statistical analysis with Excel for dummies,* 2nd ed. New Jersey: Wiley Publishing, 2009.
Stephen B, Hulley et al. *Designing clinical research: an epidemiological approach,* 2nd ed. Philadelphia: Lippincott Williams & Wilkins, 2001.
uwphi.pophealth.wisc.edu/publications/issue-briefs/issueBriefv05n07.pdf (accessed 01/20/2017).
Wesley D. Life table analysis. *J Insur Med.* 1998;30(4):247-54.
Whitley E, Ball J. Statistics review 4: sample size calculations. *Critical Care* 2002;6:335-41.
www.cdc.gov/ophss/csels/dsepd/ss1978/lesson3/section2.html (accessed 4/28/2016).

APÊNDICE – VISÃO GERAL DOS TIPOS DE ESTUDO PARA INVESTIGAÇÃO EM SAÚDE HUMANA

A classificação detalhada abaixo não é definitiva. Tipos de estudo não relacionados ou tipos de estudos mistos podem ser implementados, dependendo dos objetivos e recursos do investigador.

SAÚDE COLETIVA
1. **Medidas de frequência de doença**
   - Contagem simples
   - Prevalência: (1) prevalência pontual e (2) prevalência por período
   - Incidência: (1) incidência cumulativa e (2) taxa de incidência
2. **Indicadores de saúde**
   - Sobrevida
   - Mortalidade
     - Taxa de mortalidade bruta
     - Taxa de mortalidade específica
     - Proporção de mortalidade
     - Taxa de letalidade
     - Indicadores de mortalidade segundo causa de morte: (1) proporção de mortalidade em razão de causa de morte e (2) taxa de mortalidade em razão de causa de morte
   - Indicadores de vida
     - Expectativa de vida: (1) sobrevida simples e (2) taxa de sobrevida pessoa-ano e taxa de óbito pessoa-ano
     - Anos de vida potencialmente perdidos
   - Indicadores de morbidade: (1) incidência e (2) prevalência
3. **Estudos epidemiológicos:** (1) estudos ecológicos, (2) estudos transversais e (2) estudos longitudinais
4. **Farmacoeconomia**
   - *Timing* custo-orientado: (1) padronização de custos e (2) desconto
   - Análise de minimização de custos
   - Análise de custo-eficácia:
     - Análise de custo-consequência
     - Razão custo-eficácia: (1) razão custo-eficácia simples, (2) razão custo-eficácia por unidade percentual de sucesso, (3) razão custo-eficácia por percentual de sucesso adicional e (4) razão de incremento custo-eficácia
   - Utilidade
     - Análise de utilidade: (1) escalonamento, (2) jogo padronizado e (3) negociação de tempo

♦ Análise de custo-utilidade: (1) ganho de utilidade e (2) razão custo-utilidade
- Recursos financeiros
  ♦ Análise de custo-benefício: (1) benefício líquido e custo líquido e (2) razões custo-benefício e benefício-custo
  ♦ Capital humano
  ♦ Taxa de retorno

ESTUDOS OBSERVACIONAIS
1. **Estudos caso-controle:** (1) razão das chances e (2) número necessário para prejudicar
2. **Estudos de coorte:** (1) risco relativo e (2) número necessário para prejudicar
3. **Estudos de coorte retrospectivos**

ESTUDOS INTERVENCIONISTAS
1. **Padrão referencial:** (1) estudos não comparativos e (2) estudos comparativos
2. **Relação entre amostras e de uma amostra contra si mesma:**
   - Estudos de amostras não pareadas
   - Estudos de amostras pareadas: (1) autopareamento, (2) pareamento natural e (3) pareamento artificial
3. **Ciência do fármaco, vacina ou exame testado:** (1) estudos abertos, (2) estudos monos-cegos e (3) estudos duplos-cegos
4. **Método de alocação dos sujeitos de estudo:** (1) estudos não randomizados e (2) estudos randomizados
5. **Método de acompanhamento:** (1) estudos paralelos e (2) estudos cruzados

REVISÕES SISTEMÁTICAS E METANÁLISES

CORRELAÇÃO E REGRESSÃO

ANÁLISE PER-PROTOCOLO E ANÁLISE DE INTENÇÃO DE TRATAR

GLOSSÁRIO

α: nível de significância estatística correspondendo ao *cutoff* mais elevado tolerável para erro tipo I (geralmente 0,05).
β: nível de significância estatística correspondendo ao *cutoff* mais elevado tolerável para erro tipo II (geralmente 0,20).
amostra: subconjunto de indivíduos selecionados a partir de uma população (veja **população**).
análise de sensibilidade: recurso analítico onde determinada situação é artificialmente levada a um limite com o objetivo de testar a robustez do modelo aplicado.
caso: termo utilizado para se referir a um indivíduo em uma população, indivíduo este que apresenta uma condição de interesse.
chance: a razão de probabilidades de dois possíveis estados de uma variável binária. Por exemplo: a probabilidade de remissão sintomática contra a probabilidade de piora sintomática.
confundidor: variável independente "oculta" que, juntamente com a variável independente, coinfluencia a variável dependente, "confundindo" assim o investigador. Por exemplo: há um relato de prevalência elevada de peso corporal aumentado (variável dependente) em uma coorte de professores de uma escola local. Verificamos que uma certa marca comercial de adoçante (variável independente) é diariamente adicionada ao seu café. O investigador termina por associar os achados de peso corporal elevado a esta marca comercial de adoçante. Não obstante, ele acaba por constatar que o café é inadvertidamente preparado com um conteúdo elevado de açúcar (variável independente "oculta") - o confundidor -, elemento que efetivamente causa a elevação do peso corporal dos professores.
controles da literatura: veja **controles históricos**.
controles históricos (de literatura): pacientes tratados no passado com uma vacina ou medicamento padrão, que podem ser utilizados como grupo-controle (veja **grupo-controle**) em um estudo atual.
coorte: população cujos indivíduos compartilham características comuns.
covariável: em um contexto de estudos observacionais, uma covariável é uma variável diferente das variáveis principais – condição e exposição –, mas que, porém, também pode influenciar o desfecho.
curtose: o grau de elevação ou achatamento de uma curva de distribuição em um gráfico.
custo: a soma de microcustos (veja **microcusto**) de um grupo associado a diagnóstico.
dispersão: o grau com o qual um conjunto de observações se desvia de sua média.

distribuição amostral: a distribuição probabilística de uma estatística ou de um grupo de estatísticas (veja **estatística**). Por exemplo: temos uma população de 1.000 valores de uma variável, da qual 100 amostras de 10 variáveis cada são aleatoriamente retiradas, cada uma com sua estatística correspondente. A coleção das 100 estatísticas resultantes representa a distribuição amostral.

dropout: sujeito de pesquisa que se retira de um estudo, por qualquer razão.

erro aleatório: uma anomalia de estudo associada a um processo ou parâmetro aleatoriamente errôneo. Diferentemente de erro sistêmico (veja **erro sistêmico**), o efeito gerado pelo erro aleatório pode ser corrigido pela elevação de n, porque ao final o erro estará uniformemente espalhado. Por exemplo: em um estudo sobre a eficácia de um agente trombolítico para o tratamento de acidente vascular cerebral isquêmico agudo, RMNs de crânio são distribuídas igualmente entre radiologistas experimentados A e B, para diagnóstico. Espera-se que um eventual erro diagnóstico do radiologista A seja compensado pelo radiologista B e vice-versa. Espera-se, também, que elevar n promova ainda mais o equilíbrio entre ambos.

erro sistemático: anomalia em um estudo associada a processo ou parâmetro intrinsecamente errôneo. Diferentemente de erro aleatório (veja **erro aleatório**), a geração de viés pelo erro sistemático não pode ser corrigida pelo aumento de n, pelo fato de que o erro multiplicará a si mesmo juntamente com n. Por exemplo: em um estudo sobre a eficácia de uma droga trombolítica para o tratamento de acidente vascular cerebral isquêmico, RMNs de crânio são distribuídas entre um radiologista experiente e um radiologista inexperiente, para diagnóstico. A diferença entre os níveis de proficiência dos radiologistas poderá gerar viés, não se esperando que a elevação de n possa corrigi-lo.

erro tipo I: rejeição espúria da hipótese de nulidade (veja **hipótese de nulidade**). Por exemplo: declaramos que um vasodilatador **É** eficaz na prevenção de episódios de angina *pectoris*, quando na verdade ele **NÃO** é (a hipótese de nulidade – o vasodilatador **NÃO** é eficaz – foi erroneamente rejeitada).

erro tipo II: aceitação espúria da hipótese de nulidade (veja **hipótese de nulidade**). Por exemplo: declaramos que um vasodilatador **NÃO** é eficaz na prevenção de episódios de angina *pectoris*, quando na verdade ele **É** (a hipótese de nulidade – o vasodilatador **NÃO** é eficaz – foi erroneamente aceita).

Estatística: ciência que trata da organização, descrição, análise e interpretação de dados.

estatística: variável que representa certo aspecto estatístico de uma amostra (p. ex., média e desvio-padrão). Importante: estatística (ou sua forma no plural) **NÃO** deve ser confundida com o termo Estatística (veja **Estatística**).

estimador: estatística amostral cujo propósito é estimar seu parâmetro relacionado (veja **parâmetro**). Por exemplo: $\bar{x}$ – média aritmética simples (o **estimador**) – utilizado para estimar μ – média aritmética populacional – da população correspondente.

estudos analíticos: superfamília de tipos de estudo cujo objetivo é estabelecer uma força de correlação entre uma condição e um fator potencialmente associado à sua origem e/ou história natural. Estudos observacionais e intervencionistas são seus tipos principais.

falso-negativo: situação em que um teste diagnóstico indica ausência de uma condição em um paciente que a tem.

falso-positivo: situação em que um teste diagnóstico indica presença de uma condição em um paciente que não a tem.

f_p **(fração$_{prejuízo}$):** veja **fração$_{prejuízo}$**.

fração$_{tratamento}$ **(f_t):** risco de um paciente-controle em apresentar um evento indesejado, relativamente ao paciente tratado.

fração$_{prejuízo}$ **(f_p):** risco de um paciente-controle em apresentar uma reação adversa, relativamente ao paciente tratado.

f_t (fração$_{tratamento}$**):** veja **fração**$_{tratamento}$

grau de liberdade: em um contexto de Estatística, grau de liberdade (ν) é uma medida de possibilidades numéricas disponíveis em um conjunto de variáveis. Por exemplo: 2 + 1 + 3 = 6 – esta equação apresenta TRÊS graus de liberdade – seus primeiro, segundo e terceiro elementos - pois estes estão "livres" para variar de tal forma a somar 6. 2 + 2 + z = 6 – esta equação apresenta DOIS graus de liberdade – seus primeiro e segundo elementos - pois estes estão "livres" para variar. Entretanto, para esta equação somar 6, o terceiro elemento – z – NÃO pode ser "livre" para ser nenhum número diferente de 2.

grupo-controle: coleção de indivíduos utilizada como parâmetro referencial para o assim chamado grupo experimental, contra o qual este último é testado.

grupo relacionado ao diagnóstico: grupo de pacientes que compartilham patologias similares.

hipótese alternativa: hipótese contra a qual uma hipótese de nulidade antagônica (H_0) (veja **hipótese de nulidade**) é testada. A hipótese alternativa (H_1) normalmente prevalece quando H_0 é rejeitada.

hipótese de nulidade: a presunção de não diferença acerca da hipótese do investigador. Deverá ser estatisticamente testada contra a hipótese alternativa (H_1) que, por sua vez, presume o oposto.

indicador de saúde: tipo de medida correlacionada a um aspecto específico de um tema em saúde (p. ex., taxa de mortalidade específica).

interação: em um contexto de uma regressão linear múltipla, interação corresponde ao estado em que uma variável independente influencia uma variável dependente, por meio da *interação* da primeira com a segunda variável independente. Por exemplo: suponha que há uma incidência elevada de doenças respiratórias (variável dependente) em uma coorte de funcionários de escritório, aparentemente em decorrência de um ambiente de baixa temperatura (variável independente) proporcionado por ar condicionado. Não obstante, verificamos que o sistema de ar condicionado está contaminado com uma espécie de fungo que cresce a baixas temperaturas (segunda variável independente). Portanto, a variável independente (ambiente de baixa temperatura) e a segunda variável independente (fungo criófilo) interagem.

literatura cinzenta: fontes bibliográficas difíceis de serem exploradas, como teses e dissertações de pós-graduação, *abstracts* de congressos, relatórios oficiais e estudos em línguas não inglesas.

média ponderada: uma média determinada pela soma de uma série de elementos diferentes e que contabiliza sua importância relativa.

Medicina Baseada em Evidência: uso acurado de evidência atualizada e sistematicamente colhida da literatura.

microcusto: a soma de todos os itens de custo terapêutico de um paciente individual.

***n*:** número de indivíduos em uma amostra.

***N*:** número de indivíduos em uma população.

obliquidade: o grau de inclinação unilateral da curva de distribuição em um gráfico.

observação: no contexto deste livro, corresponde a um fenômeno discreto individual contado em uma amostra ou população.
outlier: uma observação que se desvia marcadamente da média de um conjunto de variáveis em uma população ou amostra.
parâmetro: no âmbito de estimativa populacional com base em amostragem, corresponde a uma variável populacional estimada por meio de seu estimador correspondente (veja **estimador**). Por exemplo: $\bar{x}$ (média) de determinada amostra é utilizada para estimar μ (média) – o **parâmetro** – da população.
pessoa-tempo: medida que combina pessoas e o intervalo de tempo durante o qual estas pessoas estão sujeitas a um evento. É determinada por meio da fórmula:

$$PT = n_p \times \Delta t$$

PT = pessoa-tempo
Δt = intervalo de tempo
n_p = número de pessoas

Se uma pessoa foi exposta ao longo de 4 anos, devemos considerar estes 4 anos como uma unidade pela multiplicação desta pessoa por 4 (4 pessoas-ano). Dito de outra forma, acompanhar 1.000 pessoas anualmente ao longo de 5,5 anos somaria 5.500 pessoas-ano.
população: nesta obra, o termo tem dois significados, de acordo com o contexto: (1) universo geral e mais amplo de indivíduos a partir do qual amostras (veja **amostra**) são retiradas ou (2) o total de indivíduos ocupando uma área ou compondo um todo.
população aberta: veja **população dinâmica**.
população-alvo: população (veja **população**) representada por um interesse ou característica específicos. Por exemplo: pacientes pediátricos com infecção pelo vírus *influenza*.
população dinâmica: população aberta. Em um contexto geral, o termo expressa um tipo de população em que seus membros têm um *status* mutável (por exemplo, pessoas que vivem no litoral). Em contextos epidemiológico, observacional ou intervencionista, o termo expressa um tipo de população que apresenta uma característica susceptível à mudança ao longo do estudo (por exemplo, pacientes com pressão arterial sanguínea elevada tratados com diuréticos).
população fechada: veja **população fixa**.
população fixa: população fechada. Em um contexto geral, o termo expressa um tipo de população em que seus membros têm um *status* vitalício (por exemplo, veteranos da 2ª Guerra Mundial). Em um contexto epidemiológico, observacional ou intervencionista, o termo expressa um tipo de população que apresenta uma característica da qual não se espera mudança ao longo do estudo (por exemplo, pacientes que preencheram um formulário de hábitos alimentares).
probabilidade: a expressão quantitativa da chance de ocorrência de um evento.
razão: valor obtido pela divisão de um número pelo outro, sem, necessariamente, implicar uma correlação entre ambos. Por exemplo: uma população de 10 adultos e 5 crianças implica uma razão de 10:5 ou 2 adultos para cada criança.
risco absoluto: possibilidade de que um sujeito livre de doença submetido a um fator de exposição conhecido venha a apresentar uma determinada condição dentro de certo intervalo de tempo.

serendipitosidade: evento durante o qual se encontra inesperadamente algo interessante ou julgado de valor. Por exemplo, a descoberta da penicilina por meio da contaminação acidental de uma cultura bacteriana por eporos de fungos do gênero *Penicillium*.
subgrupo: uma fração do grupo.
surrogado: um tipo de parâmetro menos acurado, porém, circunstancialmente, mais conveniente, que tem o potencial de substituir o parâmetro ideal em um estudo. Por exemplo: níveis de glicose sérica em vez de osmolaridade sérica para determinação da eficácia de uma nova formulação de insulina no tratamento do coma hiperosmolar diabético (a instituição não estaria provida do exame de osmolaridade sérica, mas disporia de exame de glicemia).
tamanho da amostra: veja *n*.
tamanho do efeito: a diferença entre os resultados de dois grupos.
taxa de eventos esperada para um paciente (TEEP): expressa a proporção de pacientes não exposta ao agente comprometedor suspeito, mas que não obstante apresenta o comprometimento. Pode ser inferida a partir de fontes literárias compatíveis com o agente comprometedor potencial.
taxa: razão dinâmica entre duas quantidades distintas (p. ex., número de nascimentos por ano).
teorema do limite central: princípio matemático que estabelece que **médias amostrais** de um número suficientemente grande de amostras contendo um número uniforme de variáveis, extraídas de uma mesma população, exibem uma distribuição normal ou próxima da distribuição normal a despeito da aleatoriedade desta amostragem.
valor crítico: valor de *cutoff* convencional que separa a significância estatística da não significância estatística em um estudo. Corresponde a α (veja α).
variável de eficácia: parâmetro escolhido para determinar o desfecho de um estudo clínico. Variáveis de eficácia podem ser subdivididas em **variável de eficácia primária** (principal) e **variável de eficácia secundária**.
variável: parâmetro quantificável que pode assumir qualquer um de um conjunto de valores. Por exemplo: temperatura corporal, pressão arterial sanguínea, níveis de tiroxina sérica etc.
viés: desvio de resultado e de inferências da verdade, em decorrência de erro sistemático (veja **erro sistemático**).
***washout*:** intervalo de tempo introduzido entre duas fases de um estudo, com o objetivo de minimizar efeitos de arrastamento da fase anterior para a seguinte.

ÍNDICE REMISSIVO

A
análise de custo-benefício, 37
análise de custo-consequência, 30, 39,161
análise de custo-eficácia, 29, 36, 161
    análise de custo-consequência, 30, 39, 161
    razão custo-eficácia, 30, 161
        razão custo-eficácia simples, 30, 31
        razão custo-eficácia por unidade percentual de sucesso, 30, 161
        razão custo-eficácia por unidade percentual de sucesso adicional, 31
        razão de incremento custo-eficácia, 31, 32, 161
análise de custo-utilidade, 33, 35, 162
análise de decisão, 39, 41
análise de heterogeneidade, 141, 145
análise de intenção de tratar, 157, 158
análise de minimização de custos, 29, 161
análise de sensibilidade, 41, 143
análise de subgrupo, 70, 143
análise de variância (ANOVA), 101
análise estratificada, 59, 62
análise multivariável, 59, 62, 63, 153
análise per-protocolo, 158, 159
anos de vida em potencial perdidos, 21, 22
ANOVA (análise de variância), 101
aumento do benefício relativo, 121, 128
aumento do risco relativo, 121, 126
aumento do benefício absoluto, 121, 128
aumento do risco absoluto, 121, 126

C
capital humano, 37, 162
caso, 163
centil, 90
chance, 163
chance pós-teste, 136-138
coeficiente de correlação de Pearson, 149, 153
coeficiente de determinação, 152
coeficiente de regressão, 152
coeficiente de regressão parcial, 155
coeficiente de variação, 87, 96
confundidor, 163
contagem simples, 7, 161
controles da literatura, 163
controles históricos, 67, 163
coorte, 25, 26, 45-48, 52, 54-56, 58, 67, 147, 152-154, 162, 163, 165
covariável, 59, 62, 163
curtose, 96, 163
curva de Gauss, 94-96, 112
curva simétrica, 93
custos institucionais, 27
custos pessoais, 27

D
decil, 90
desconto, 28, 29, 161
desfecho, 19, 20, 27, 29, 35, 36
desvio-padrão, 85
diferença padronizada, 74-80
direção do teste
    bilateral, 73
    unilateral, 73
dispersão, 163
distribuição normal, 82, 83, 90, 93, 94, 96, 97, 99, 101, 109, 112, 167
distrituição não normal, 82, 85, 97, 139
dropout, 164

E
erro aleatório, 69, 158, 164
erro padrão da média, 82, 89, 110, 111, 113, 142
erro sistemático, 164, 167
erro tipo I, 4, 164
erro tipo II, 4, 72, 73, 158, 164

escalonamento, 33, 35, 161
especificidade, 134, 135, 138, 140
estatística, 4, 71, 75, 77-79
estatística sumarizada, 141
estimador, 164, 166
estimativa agrupada, 140, 142, 143
estimativa de custo, 40, 41
estimativa de intervalo, 112
estimativa de n, 70, 74
    avaliação em um estudo clínico, 71
    fatores que influenciam, 71
    fórmula de tamanho amostral, 76-78
    para diferenças entre médias, 78
    para diferenças entre proporções, 76
    para grupos de igual tamanho, 74, 78
estimativa pontual, 112, 142
estudo de acompanhamento seccional, 25
estudo de amostras pareadas (dependentes), 68
estudo de prevalência de coorte, 25
estudo de prevalência seletivo, 25
estudos abertos, 68, 162
estudos analíticos, 164
    estudos intervencionistas, 52, 67, 162
        ciência do fármaco, vacina ou exame testado, 68, 162
            estudos abertos, 68, 162
            estudos duplos-cegos, 68, 162
            estudos monos-cegos, 68, 162
        método de acompanhamento, 69, 162
            estudos cruzados, 69, 70, 162
            estudos paralelos, 69, 162
        padrão referencial, 67, 162
            estudos comparativos (estudos controlados), 67
            estudos não comparativos, 67
        relação entre amostras e de uma amostra contra si mesma, 67, 162
            estudos de amostras não pareadas (independentes), 67
            estudos de amostras pareadas (dependentes), 68
                autopareamento, 68
                pareamento artificial, 68
                pareamento natural, 68, 162
        método de alocação dos sujeitos de estudo, 69, 162
            estudos não randomizados, 69
            estudos randomizados, 69, 157, 162
    estudos observacionais, 20, 25, 54, 59, 162 163
        estudos casos-controle, 45, 47, 51, 52, 58, 162
        estudos de coorte, 45, 47, 48, 52, 54, 58, 67, 162

estudos comparativos (estudos controlados), 67
estudos cruzados, 69-71, 162
estudos de amostras não pareadas (independentes), 67
estudos de amostras pareadas (dependentes), 68
estudos de autopareamento, 68
estudos de coorte retrospectivos, 47, 48, 162
estudos de painel repetido, 25
estudos de pareamento artificial, 68
estudos de pareamento natural, 68
estudos epidemiológicos, 23, 161
    estudos ecológicos, 23, 24, 161
    estudos longitudinais, 26, 161
    estudos transversais, 24, 25, 161
estudos intervencionistas, 52, 67, 162
estudos não comparativos, 67
estudos não randomizados, 69
estudos paralelos, 69, 162
estudos randomizados, 67, 157, 162
expectativa de vida, 19, 21,22, 161
    taxa de sobrevida paciente-ano, 20
    sobrevida simples, 19, 161
    anos de vida em potencial perdidos, 21, 22

F
falso-negativo, 134, 164
falso-positivo, 134, 137, 164
fração$_{prejuízo}$, 131, 164
fração$_{tratamento}$, 130, 165
funnel plot, 140-142

G
grade custo-eficácia, 32
grau de liberdade, 165
grupo-controle, 67, 109, 121-131, 163, 165

H
heterogeneidade clínica, 141
heterogeneidade metodológica, 141
hipótese alternativa, 3, 165
hipótese de nulidade, 3, 72, 99, 141, 164
hipótese do investigador, 3, 70, 73, 99, 102, 103, 105-107, 117

I
incidência, 9
    incidência cumulativa, 9, 10, 12, 15, 161
    taxa de incidência, 10, 12, 161
incidência e prevalência, relação, 12
inclinação, 150, 152, 165

índices de benefício, 128
  aumento do benefício absoluto, 128
  aumento do benefício relativo, 128
índices de risco, 122
  aumento do risco absoluto, 126
  aumento do risco relativo, 126
  razão das chances, 123, 124
  redução do risco absoluto, 124
  redução do risco relativo, 124
  risco basal, 122
  risco relativo, 122
interação, 155
intervalo de confiança de 95%, 96, 109, 112, 115, 117
intervalo interquartil, 90, 91

J
jogo padronizado, 33-35, 161

L
limites de confiança, 113, 114
linha de significância (linha de nenhum efeito), 142

M
magnitude do tamanho do efeito, 72
média amostral, 110-112
média aritmética, 76, 83, 140, 164
medidas, 23
  agregadas, 23
  ambientais, 23
  globais, 23
medidas de dispersão, 85, 99
  amplitude, 85
  coeficiente de variação, 87, 96
  desvio-padrão, 85-89
  erro padrão da média, 88, 89
  variância, 85, 86
média ponderada, 140, 165
média ponderada da metanálise, 141, 142
mediana, 19, 84, 85, 89, 93, 96
medicina baseada em evidência, 3, 159, 165
medidas de tendência central, 83, 88, 89, 99
  média aritmética, 83, 140, 164
  mediana, 84
  moda, 85
metanálise, 140, 144
moda, 85, 96
mortalidade, 16
  proporção de mortalidade, 17
  proporção de mortalidade em razão de causa de morte, 19, 161

taxa de letalidade, 18, 161
taxa de mortalidade bruta, 16, 161
taxa de mortalidade em razão de causa de morte, 161
taxa de mortalidade específica, 17, 161

N
n, 71-80
negociação de tempo, 34, 161
nomograma de tamanho amostral, 75-81
número necessário para prejudicar, 52, 57, 121, 129, 131, 162
número necessário para prejudicar paciente-específico, 131
número necessário para tratar, 121, 127, 130, 140
número necessário para tratar paciente-específico, 130

O
outlier, 84, 86, 166

P
p (probabilidade de erro tipo I), 4
padronização de custos, 28, 161
parâmetros (média e desvio-padrão), 166
parâmetros gaussianos, 99
percentil, 90, 91
plano de custo-eficácia, 33
poder do teste, 73, 76-79
poder estatístico do teste, 72
pontuações Z, 94-96, 112
população, 166
população-alvo, 8, 24, 138, 166
prevalência, 7
  prevalência pontual, 7
  prevalência por período, 8
probabilidade, 3
probabilidade de erro tipo I (p), 4
probabilidade de ser beneficiado *versus* ser prejudicado, 121, 130
probabilidade paciente-específica de ser beneficiado *versus* ser prejudicado, 132
probabilidade pós-teste, 136, 137
probabilidade pré-teste, 135, 136
proporção de mortalidade, 17, 161
proporção de mortalidade em razão de causa da morte, 18, 161

Q
quartil, 89

R

ranqueamento, 81, 104, 105, 107, 108
razão crítica, 94, 95
razão custo-eficácia, 30, 31, 161
razão custo-eficácia por percentual de sucesso adicional, 31, 161
razão custo-eficácia por unidade percentual de sucesso, 30, 161
razão custo-eficácia simples, 30, 161
razão custo-utilidade, 35, 162
razão das chances, 49-53
   para estudos de interesse epidemiológico, 49
   para estudos terapêuticos, 50
razão de incremento custo-eficácia, 31, 161
razão de verossimilhança negativa, 135
razão de verossimilhança positiva, 134
recursos financeiros, 36, 162
   análise de custo-benefício, 37, 162
   capital humano, 37, 162
   taxa de retorno, 37, 162
recusas, 74
redução do risco relativo, 121, 124
redução do risco absoluto, 121, 124
região de rejeição, 140
regressão linear, 145, 150, 153
regressão linear múltipla, 153, 155, 165
revisão sistemática, 139, 140, 142, 143, 145
risco basal, 121, 122
risco relativo, 54
   para estudos de interesse epidemiológico, 54
   para estudos terapêuticos, 56

S

sensibilidade, 134
significância estatística (α), 4
significância estatística (β), 72
sobrevida, 15
sobrevida simples, 20
subgrupo, 166
surrogado, 13, 166

T

tamanho amostral, 75, 79, 80
tamanho do efeito, 71-74, 141, 145, 167
taxa de evento esperada de pacientes (TEEP), 130
taxa de incidência, 10, 12, 161
taxa de letalidade, 18, 161
taxa de mortalidade bruta, 16, 161
taxa de mortalidade específica, 17, 161, 165
taxa de retorno, 37, 162

taxa de sobrevida pessoa-ano, 20, 161
testes, 99
   Cochran, 101
   Mann-Whitney, 101
   pontos sinalizados de Wilcoxon, 101
   teste do χ^2, 101
   teste t de Student, 101
   teste t de Student pareado, 101
   não paramétrico, 99
   paramétrico, 99
timing custo-orientado, 28, 161
   desconto, 28
   padronização de custos, 28
tipo de estudo, 23, 67

U

utilidade, 33
   análise de utilidade, 33
      escalonamento, 33
      jogo padronizado, 33
      negociação de tempo, 34
   análise de custo-utilidade, 35
      ganho de utilidade, 35
      razão custo-utilidade, 35

V

valor crítico, 167
valor preditivo negativo, 137
valor preditivo positivo, 137
variância, 86
variáveis de desfecho, 143
variáveis nominais, 81
variáveis ordinais, 81
variáveis qualitativas, 81
   categóricas, 81
      dicotômicas, 81
      não dicotômicas, 81
   ordinais, 81
variáveis quantitativas, 82
   contínuas, 82
   discretas, 82
variável de eficácia, 35, 72, 75, 167
variável dependente, 62, 146, 149, 150, 153, 155, 163, 165
variável independente, 62, 147, 149-155, 163, 165
viés de publicação, 140, 145

W

washout, 70, 167